Harald Hosch · Gesund durch Entsäuerung

Rat & Tat bei Oesch

Harald Hosch

Gesund durch Entsäuerung

Das Säure-Basen-Gleichgewicht wiederherstellen und erhalten

Oesch Verlag

Dieses Buch widme ich meinen Patienten und allen Freunden naturheilkundlicher Heilweisen.

Mein besonderer Dank gilt Gitta Thielmann und Christina Azarli, die durch ihre tatkräftige Hilfe, ihre begleitende Kritik und unterstützende Motivation ganz wesentlich zum Gelingen dieses Buches beigetragen haben.

Die broschierte Ausgabe dieses Werks ist in 17. Auflage lieferbar unter
ISBN 3-89698-125-0 Jopp Verlag bei Oesch

Die Deutsche Bibliothek – CIP-Einheitsaufnahme

Hosch, Harald:
Gesund durch Entsäuerung : Das Säure-Basen-Gleichgewicht wiederherstellen und erhalten / Harald Hosch – Zürich : Oesch, 2000
ISBN 3-85833-630-0

1. Auflage dieser Ausgabe (18. Auflage insgesamt) 2000

Fotos: R. W. Christiansen Behne
Zeichnungen: Rolf Dähler
Druck und Bindung: Druckerei Fritz Steinmeier, Nördlingen
Printed in Germany
ISBN 3-3-85833-630-0

Gern senden wir Ihnen unser Verlagsverzeichnis:
Oesch Verlag, Jungholzstraße 28, 8050 Zürich
E-Mail: info@oeschverlag.ch
Telefax 0041/1 305 70 66 (CH: 01/305 70 66)

Unser Buchprogramm finden Sie im Internet unter:
www.oeschverlag.ch

Inhaltsverzeichnis

Vorwort

Es sind schon viele Bücher über die verschiedensten Betrachtungen von Gesundheit geschrieben worden. In diesem Buch soll gezeigt werden, wie durch eine Regelung des Säure-Basen-Gleichgewichts Gesundheit erhalten oder wiederhergestellt werden kann.
Der Mensch kann nicht nach errechneten Werten über Kalorien, Mineralien, Spurenelemente oder Vitamine gesund leben, sondern nur mit einer möglichst naturbelassenen, regelmäßigen, einfachen Kost, die der Organismus im Stoffwechsel unbelastet in Körpersubstanz und Energie umsetzen kann. Dabei müssen die anfallenden Stoffwechselendprodukte (hier besonders die passiven Säuren) vollständig ausgeschieden werden.
Moderne Ernährungs- und Eßgewohnheiten sowie Streß und ungesunde Lebensweise zerstören jedoch das Säure-Basen-Gleichgewicht und bewirken immer häufiger eine Übersäuerung des Organismus. Und hier genau wird der Grundstein für fast alle Krankheiten gelegt!
Reine Folgen einer solchen Übersäuerung können zum Beispiel Herzinfarkt, Rheuma, Gicht, Nierenerkrankungen, Schlaganfall, Hauterkrankungen, Diabetes, Magen- und Darmerkrankungen sowie die meisten Krebsarten sein. Die wenigsten Menschen führen diese Erkrankungen jedoch auf eine Störung des Säure-Basen-Gleichgewichts zurück, da ihnen die Zusammenhänge nicht klar sind. Wahre Gesundheit bedeutet daher immer ein Gleichgewicht zwischen Säuren und Basen.
Ziel dieses Buches ist es, dem interessierten Leser ohne medizinische Vorkenntnisse eine leicht verständliche Grundlage über das Säure-Basen-Gleichgewicht in die Hand zu geben. Es sollen Erkenntnisse darüber vermittelt werden, wie unsere moderne Lebens- und Ernährungsweise dieses kostbare Gleichgewicht stört und welche Folgen sich hieraus für den menschlichen Organismus ergeben.

Anmerkung für den Leser

Ich empfehle Ihnen eindringlich, sich über Art und Ursache Ihrer eventuellen Erkrankung Klarheit zu verschaffen, bevor Sie die in diesem Buch aufgezeigten Ratschläge zur Selbsthilfe befolgen, um im Zweifel einen kompetenten Behandler hinzuzuziehen. Dieses Buch ist kein Ersatz für eine fachkundig durchgeführte und begleitende medizinische Behandlung.

Einleitung

Seit geraumer Zeit nehmen Stoffwechselerkrankungen verschiedenster Art erheblich zu. Nicht nur bei Menschen in der 2. Lebenshälfte, sondern mehr und mehr auch bei Jüngeren, ja selbst schon bei Kindern werden nicht selten deutliche Anzeichen von Fehlfunktionen des Stoffwechsels festgestellt.
Eine solche besorgniserregende Entwicklung resultiert teilweise aus der heute allgemein üblichen falschen Ernährungsweise, die unser Stoffwechselsystem fast ständig überfordert. Resultat: Der Körper reagiert „sauer", er wird krank! Hinzu kommt noch unsere tägliche Unrast, die Hetze, das Verfolgen falscher Ziele, die ebenfalls dann in Form von dauerndem, emotionalem Streß besten Nährboden für Krankheiten verschiedenster Art bilden.
Daher sind wir alle dringend aufgerufen, im aktiven Sinne an unserer Gesundheit selbst mitzuwirken (gesunde Ernährung, körperliche Aktivität, Vermeidung von gesundheitsbelastenden Dingen), wie auch im passiven Sinne die Anwendung natürlicher Heilmethoden zuzulassen.
Die Einstellung „lieber *einmal gut* gelebt, als *immer schlecht*" führt zu fataler Verkennung der wirklichen Werte im Leben. Dies ist ein Argument der „Dummen", die kurzlebige Freude anstelle von langlebigem Wohlbefinden suchen. Das obige Motto ist die beste Art, stückweisen Selbstmord zu begehen.
Ich habe viele Menschen gekannt, die mit 40 oder 50 Jahren an den Folgen ihres „guten Lebens", an ihrer eigenen Unvernunft gestorben sind. Leider steht dann nicht auf dem Totenschein „Selbstmord durch Unvernunft", sondern meist liest man dann Herzinfarkt, Leberzirrhose, Krebs oder sonstiges. Die eigentliche Wahrheit bleibt auf der Strecke!
In diesem Sinne sollte sich jeder täglich ein wenig Zeit nehmen, um über seine Gesundheit im allgemeinen und speziell die derzeitigen Gefährdungen seiner Gesundheit nachzudenken.
Diese Einstellung fehlt noch in weiten Bereichen der Bevölkerung. Doch vielleicht ändert sie sich zwangsläufig schon bald, wenn nämlich die Zahl der schwerkranken Menschen noch weiter zunimmt, die steigenden Kosten und das zuneh-

mende Leid uns förmlich „erdrücken", d. h. der Leidensdruck so stark wird, daß wir ihm nicht mehr standhalten können.

Gesundheit ist zwar nicht alles – aber ohne Gesundheit ist alles nichts!

Ich möchte mit diesem Buch möglichst viele Mitmenschen dazu verführen, wieder ein wenig bewußter zu leben, auf die zum Teil feinen Signale unseres Körpers zu achten, sie umzusetzen und durch eine gesunde Lebensführung körperliches und seelisches Wohlbefinden zu genießen! Es geht nicht darum, dem Leben mehr Jahre, sondern den Jahren mehr Leben zu geben!

Die Bedeutung der Umwelt- und Innenweltfaktoren für unsere Gesundheit

Fast täglich hören wir von den zerstörerischen Auswirkungen saurer Luft und/oder sauren Regens auf die Natur, d. h. die Vegetation in Wald und Flur. Von der Schädlichkeit dieser Auswirkungen auf die Gesundheit des Menschen ist jedoch kaum einmal die Rede. Wer ist schon darüber informiert, daß im Stoffwechsel durch falsche Ernährungsweisen noch zusätzlich schädliche Säuren entstehen?

Schädliche Säuren durch falsche Ernährung

Ähnlich wie die Erde innerhalb des Makrokosmos beispielsweise mit einer Veränderung der Ozonschicht reagiert, registriert der Mikrokosmos Mensch zwar auch alle Einflüsse von außen, reagiert aber mehr auf unser Denken, die daraus resultierende Einstellung uns selbst und anderen gegenüber, unsere Empfindungen und Gefühle.

Hier liegt der Schlüssel zum Geheimnis! „So wie Du denkst, so Dir geschieht“, lehrt uns die Bibel, also sollten wir damit beginnen, uns Gedanken über unsere Gedanken zu machen! Gedanken zum Beispiel darüber, ob wir derzeit alles in unseren Kräften Stehende tun, um optimale Voraussetzungen für körperliche, geistige und seelische Gesundheit zu schaffen!

So wie Du denkst, so Dir geschieht

„Gesundheit beginnt im Kopf“, überschreibe ich seit Jahren meine Gesundheitsseminare, in denen ich auf die Zusammenhänge von Ursache und Wirkung hinweise. Gottlob erkennen immer mehr Mitmenschen, daß man sich bereits bei der Saat darüber im klaren sein muß, was man später einmal ernten möchte. Besonders für unsere Gesundheit hat das alte Sprichwort mehr denn je Bedeutung: „Wie man in den Wald hineinruft, so schallt es heraus!“

Gesundheit beginnt im Kopf

Natürlich ist es unbequem, häufig sogar schmerzhaft, die Folgen falschen Verhaltens zu ertragen; aber was soll man machen, wenn man nur die Folgen bedauert, die Ursachen dafür aber nicht sieht oder nicht sehen will? .

> Wer dauernd Unüberhörbares überhört und Unübersehbares übersieht, der darf sich nicht wundern, wenn ihm eines Tages Hören und Sehen vergeht!

Ich lade Sie ein: Lassen Sie sich an die Hand nehmen, und erkennen Sie mit mir, wie verblüffend einfach es ist, das Zusammenspiel von Basen und Säuren im Organismus kennenzulernen, und wie wir fast mit spielerischer Leichtigkeit dieses Zusammenspiel wirkungsvoll beeinflussen, ja sogar steuern können.

Säure ist Tod – Base ist Leben!

Paracelsus erkannte als erster die Schädlichkeit einer Übersäuerung

In unserem Kulturkreis war Paracelsus der erste, der die Übersäuerung des Körpers als Grundübel aller Krankheiten bezeichnete.

Nur Naturvölker können das biologische Gleichgewicht halten

Das biologische Gleichgewicht zu halten, scheint allein Naturvölkern vergönnt zu sein. Demzufolge sind ihnen Stoffwechselerkrankungen wie Rheuma, Diabetes, Allergien, Herz-Kreislauf-Erkrankungen und Krebs weitgehend unbekannt. Sie ernähren sich nämlich nicht von hochgezüchteten Kulturpflanzen, die auf ausgelaugten oder völlig überdüngten Böden gewachsen sind. Diese Menschen nehmen natürlich gewachsene Kost zu sich, trinken reines, sauberes Quellwasser und erhalten so mühelos die 4- bis 6fache Mineralienmenge unserer „Zivilisationskost".

Das saure Milieu ist Voraussetzung für ernste Erkrankungen

Wir hingegen übersäuern an den Folgen jahrelanger Fehlernährung. Durch falsch zusammengestellte Ernährung können die säurebildenden Bestandteile der Nahrung unseren Organismus übersäuern, das heißt, das Säure-Basen-Gleichgewicht unseres Körpers verschiebt sich in die saure Richtung. Geschieht dies über einen Zeitraum von Monaten oder gar Jahren, schafft das saure Milieu in unserem Organismus den besten Nährboden für ernste Erkrankungen, die dann wiederum zu gesundheitlichen Schäden führen, die in 3 Sammelbegriffen zusammengefaßt werden können:

1. Entmineralisierung,
2. Ablagerungen (Stoffwechselschlacken),
3. Immunitätsverlust.

Weil wir allzu sorglos drauflos essen und trinken, dabei die Naturgesetze noch völlig ignorieren, sind wir in hohem und höchstem Maße Zivilisationskost-Geschädigte! Die im Anhang aufgeführte übersichtliche Plus-Minus-Tabelle verschie-

Grundsätzliche Fehler sollten vermieden werden

dener Lebensmittel (s. Seite 132 ff.) soll helfen, stets die richtige Wahl für eine ausgewogene Ernährung zu treffen. Zumindest sollten wir bemüht sein, grundsätzliche Fehler verhältnismäßig gering zu halten oder möglichst überhaupt zu vermeiden! Dabei sollte auch bei Verzehr von Vollwertkost darauf geachtet werden, daß man die 3 Hauptnährstoffe, nämlich Eiweiß, Fett und Kohlenhydrate, richtig zusammenstellt.

Richtige Zusammenstellung der 3 Hauptnährstoffe

Das ideale Verhältnis besteht aus:

ca. 3 Teilen Eiweiß,
ca. 5 Teilen Fett und
ca. 8 Teilen Kohlenhydrate,

wobei wichtig ist, daß man mehr auf *pflanzliches Eiweiß*, auf *ungehärtete pflanzliche Fette*, auf *kaltgepreßte statt raffinierte Öle* und auf *komplexe statt auf einfache Kohlenhydrate* zurückgreift.

Komplexe Kohlenhydrate

Unter „komplexen Kohlenhydraten“ verstehe ich vollwertige und naturbelassene Kohlenhydrate, wie z. B. Getreide, Vollkorngetreideerzeugnisse, Gemüse oder Obst.

Das Abendessen sollte karg ausfallen

Wichtig ist, daß besonders das Abendbrot karg ausfällt, und zwar mit möglichst wenig Eiweiß (Eiweißenergie), also mit möglichst wenig Fleisch, Wurst, Fisch oder Käse. Der Volksmund erinnert daran, wenn er sagt: „Du sollst frühstücken wie ein König, zu Mittag essen wir ein Edelmann und am Abend essen wie ein Bettler!“ Schließlich heizt man ja auch keine Lokomotive voll auf, um sie dann anschließend „voll unter Dampf“ in den Schuppen zu stellen.

Die Verdauungssäfte reichen nur für eine bestimmte Menge Nahrung aus

Ebenfalls wird häufig übersehen, daß die Verdauungssäfte (Enzyme) vom Organismus auch nicht in beliebiger Menge erzeugt werden und daher auch nur für eine bestimmte Menge Nahrung ausreichen.

Bei jeder Muskeltätigkeit entsteht ebenfalls Säure

Auch sollte man beachten, daß neben aller Säure, die sich aus den säurebildenden Bestandteilen der Nahrung bildet, auch noch bei jeder Muskeltätigkeit Säure entsteht, wodurch die saure Gesamtmenge im Körper weiter ansteigt.

Mangelhafte Verstoffwechslung der Nahrung

Alle „Zivilisationskrankheiten“ haben ihre Ursache in mehr oder weniger mangelhafter Verstoffwechselung unserer täglichen Nahrung. So stirbt zum Beispiel auch unser Herz den „Säuretod“, wenngleich viele Menschen die Auslöser des Herzinfarkts, z. B. Streß, Genußgifte, Bluthochdruck usw., fälschlicherweise für die Ursache halten. Bevor jedoch im Körper irgendwelche Symptome auftreten, finden im Organismus biochemische Prozesse statt, die neben Wohlbefinden auch Krankheiten vorprogrammieren; denn diese fallen ja auch nicht aus heiterem Himmel.

Vor allem der Faktor Zeit spielt hier eine maßgebliche Rolle; denn fast jede Krankheit benötigt zu ihrer Entstehung eine bestimmte Dauer einer ungünstigen Stoffwechsellage, ein sich im Ungleichgewicht befindliches inneres Milieu oder – anders ausgedrückt – den fehlenden Fluß der Harmonie in Körper, Seele und Geist!

Zeit spielt eine maßgebliche Rolle

Neben den notwendigen Nähr- und Wirkstoffen ist es für den Körper von entscheidender Bedeutung, daß sich Wasser-, Elektrolyt- und Säure-Basen-Haushalt im Fließgleichgewicht befinden; denn nur so ist im Körper ein optimales inneres Milieu gegeben. Der Begriff *Fließgleichgewicht* will sagen, daß ernährungsbedingte Schwankungen zwar auftreten können, letztendlich aber immer ein Gleichgewicht das innere Milieu „in Fluß" halten soll.

Fließgleichgewicht

Diese Grundfunktionen spielen heute noch eine viel größere Rolle als früher, weil unser Organismus durch die veränderte Umwelt zusätzlich einer Vielzahl von giftigen oder körperfeindlichen Fremdstoffen ausgesetzt ist.

Es geht keineswegs darum, sich völlig säurefrei zu ernähren, sondern um die Erkenntnis, daß ein stets ausgewogenes Gleichgewicht überaus wichtig ist. In seinen Strukturen und Flüssigkeiten soll der Körper zwar weitgehend säurefrei sein, doch für die Funktion von Stoffwechsel und Energiehaushalt spielen die Säuren gleichwohl eine wichtige Rolle. Die Basen bilden dabei das beruhigende, harmonisierende Element und alle Funktionen laufen durch sie harmonischer, leichter und effektiver ab.

Wichtig ist ein ausgewogenes Gleichgewicht

Wir alle wissen, daß eine Säure eine chemische Verbindung ist, die an eine andere, Base oder Lauge genannt, Protonen (Elementarteilchen, die mit Elektronen zusammen ein Element, z. B. Wasserstoff, bilden) abgeben kann. Säure und Base bedingen also einander und bilden stets ein *Säure-Basen-Paar*, das in unserem Organismus immer in ausgewogenen Gleichgewicht vorhanden sein sollte.

Säure-Basen-Paar

Auch stellt man mit zunehmender Entschlackung und Entgiftung des Körpers fest, daß es relativ leicht ist, die nach dem Studium dieses Buchs gewonnenen neuen Erkenntnisse vom Säure-Basen-Ausgleich umzusetzen und danach zu leben. Mit dem Ausgleich verringert sich spontan die Eßlust

Abneigung gegen säurebildende Nahrung

und damit auch eventuelles Übergewicht. Mit der Zeit entsteht außerdem eine merkliche Abneigung gegen säurebildende Nahrung.

Hierdurch verringern sich wiederum deutlich die Gärungs- und Fäulnisprozesse im Darm, der so erstarkte Stoffwechsel bringt ein Milieugleichgewicht und macht leicht und beschwingt. Immunschwäche und vielerlei Beschwerden, die man unter anderem auch als Krankheitsvorstufen (wie beispielsweise Kopfschmerz, Stuhlverstopfung, Nervosität, Streß, nachlassende Leistungsfähigkeit, Müdigkeit) bezeichnen kann, verschwinden plötzlich wie von selbst, und eine körperliche, geistige und seelische Gesundheit ist somit vorprogrammiert.

Krankheitsvorstufen verschwinden

Es klingt zwar unwahrscheinlich, aber dennoch ist es Tatsache, daß nahezu jeder 2. (!) „Zivilisationsköstler" heute als sogenannter „Scheingesunder" angesehen werden muß. Dies bedeutet, daß nach außen hin das Bild von Gesundheit (noch) vermittelt wird, in Wirklichkeit aber leidet der Betroffene zumindest unter zunächst leichter Übersäuerung, die Ursache zahlreicher Gesundheitsstörungen (Krankheitsvorstufen) ist.

Scheingesunde

Übersäuerung bewirkt u. a. die Eindickung der Gewebsflüssigkeit

Übersäuerung bewirkt unter anderem die Eindickung von Gewebsflüssigkeit. Diese bewegt sich dann zu langsam durchs verschlackte Gewebe und versorgt die Zellen mit ihren verdickten Wänden nur unzureichend mit den für sie lebenswichtigen Stoffen. Der Grad einer Verschlimmerung bei unveränderter Lebensweise ist nur noch eine Frage der Zeit.

Bleibt zum Beispiel im Laufe eines Lebens täglich nur 1 g an Ablagerung (die ich von nun an „Schlacken" im Sinne eines Abraumprodukts des Stoffwechsels nennen werde) zurück (und was ist bei einem Gewicht zwischen 50 und 80 kg schon 1 Gramm?), so sind dies in 50 Jahren sage und schreibe 18 kg. Dabei geht es hier primär gar nicht um das Gewicht der Ablagerungen, sondern vielmehr um den Tatbestand, daß die blutführenden Gefäße dadurch steif und brüchig werden!

18 kg Schlacken in 50 Jahren!

Das saure Milieu

Schädliche Wirkung von Säuren

Eiweißhaltige Flüssigkeiten gerinnen, wenn sie mit Säure in Berührung kommen

Säuren haben eine weitere, hier noch nicht erwähnte, unangenehme Eigenschaft: Bringt man sie mit eiweißhaltigen Flüssigkeiten in Berührung, so gerinnen diese (z. B. Milch) oder sie gelieren. Auch Gewebsflüssigkeit und Blut enthalten Eiweiß. Denken wir zum Beispiel an den Alaunstift (hochdosierte Säure!). Mit ihm lassen sich kleine Blutungen schnell zum Stillstand bringen. Wer schon mal beim Friseur geschnitten wurde oder sich mit der Klinge rasiert, kennt dieses wichtige Hilfsmittel.

Gewebesäure und Durchblutung

Ein Säureanstieg im Körper verdickt das Blut

Der Herzspezialist Dr. med. Bertold Kern (Stuttgart) entdeckte, daß ein Säureanstieg im Körper das Blut verdickt, ja daß sogar ein plötzlicher, massiver Säureanstieg im Blut dessen Fluß zum Stillstand kommen läßt. Herzinfarkt oder Hirnschlag sind die gefährlichsten Folgen.

pH-Wert des Blutes

Deshalb versucht auch der Körper, den pH-Wert* des Blutes bei etwa 7,4 immer in festen, vorgegebenen Grenzen zu halten. Unterstützen wir ihn dabei, indem wir ihm in seinem Bemühen, den pH-Wert des Blutes immer weitgehend konstant zu halten, keine unnötigen Hindernisse in den Weg legen. Wie wir bereits wissen, ist eine Kost, die über längere

*pH – sprich peha – ist aus dem lateinischen potentia hydrogenii, also „Stärke/Wirksamkeit des Wasserstoffs“, abgeleitet; der Begriff ist in der Chemie und Biologie eine gebräuchliche Maßzahl für die in Lösungen enthaltene Konzentration an Wasserstoffionen.

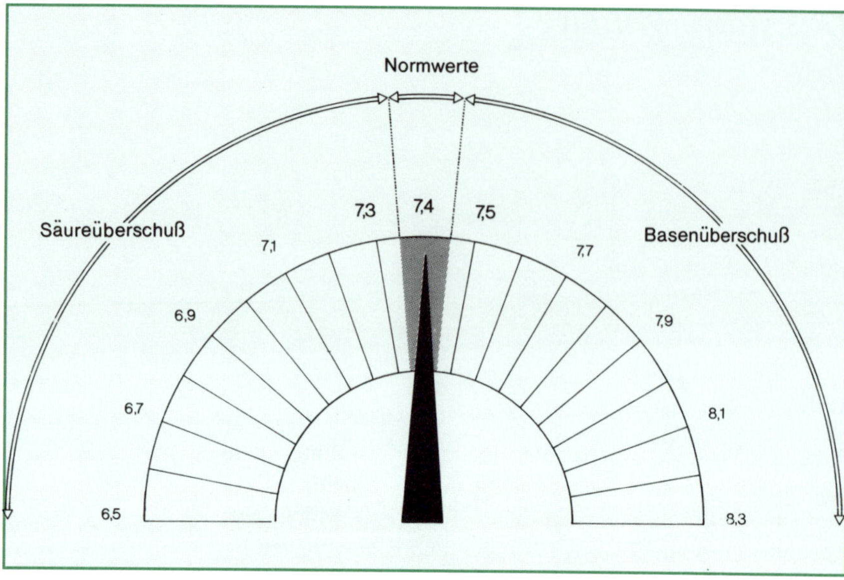

Säure-Basen-Gleichgewicht des Blutes

Zeit aus stark säurebildenden Nahrungsmitteln zusammengesetzt ist, eines der größten Hindernisse.

ph-Wert und Enzymtätigkeit

Beispiele für den pH-Wert

Selbst Männer, bei denen wegen falscher Ernährung das Säure-Basen-Gleichgewicht im Organismus deutlich ins saure Milieu abgerutscht ist, verfügen in ihrer Samenflüssigkeit über den normalen pH-Wert von 7,5-8.
Auch das Fruchtwasser einer schwangeren Frau bietet dem werdenden Leben in ihrem Leib mit einem pH-Wert von 7,9 ideale Verhältnisse. Solange Säuglinge gestillt werden, liegt ihr pH-Wert über 8! Damit ist eine bestmögliche Entwicklung, wie auch eine Stabilisierung des Stoffwechsels gesichert.

Bereits Kindergartenkinder haben deutliche Übersäuerungswerte

Wie wir aus Stoffwechselstudien ersehen können, beginnt schon beim Kleinkind die Übersäuerung, wenn mit zunehmender Umstellung auf fabrikgefertigte Säuglings- bzw. Kleinkindernahrung der Säurespiegel steigt. Bereits Kindergartenkinder zeigen deutliche Übersäuerungswerte (pH-Werte im Urin deutlich unter 6,5 sind keine Seltenheit!). Allerdings sind in diesem Alter die Schäden seltener oder weniger deutlich zu erkennen, weil in dieser Entwicklungsphase das Wachstum noch schneller stattfindet, als die Auswirkungen der eingelagerten Schlacken dies zeigen können. Anders jedoch bei Kindern, deren Eltern schon deutlich belastet waren. Hier findet man frühzeitig Krankheiten wie Allergien, Diabetes, Rheuma, Asthma, seelische Verstimmungen bis hin zum Krebs!

Erste Fehler werden bei der Entbindung gemacht

Oft werden – möglicherweise aus Unkenntnis – bereits die ersten Fehler bei der Entbindung gemacht, wobei die Natur doch so genial vorgesorgt hat: Sie stattet nämlich die Nachgeburt mit der Fähigkeit aus, dem Organismus des Säuglings noch einige Minuten nach der Geburt mögliche Gifte zu entziehen und das Energiesystem auszugleichen. Demnach wäre es also richtig, das Neugeborene so lange an der unversehrten Nabelschnur liegen zu lassen, bis deren Pulsieren von selbst aufgehört hat (etwa 30 Minuten lang).

Dr. Manfred Hohmann

Dr. Manfred Hohmann, Universitäts-Frauenklinik Gießen, schreibt hierzu in der „Wiener klinischen Wochenschrift": Verschont man die Nabelschnur zunächst, so findet noch eine vollständige Übertragung des Restbluts aus dem Mutterkuchen auf das Kind statt, vorausgesetzt, das Neugeborene ist tiefer gelagert als der Mutterkuchen. Dem Säugling verursacht diese „Blutüberflutung" keinerlei Beschwerden. Im Gegenteil: Er hat noch Tage später eine größere Dichte an roten Blutkörperchen, die sein Gewebe zusätzlich mit Sauerstoff versorgen und damit im wahrsten Sinne des Wortes einen längeren Atem. Nur bei pulslos geborenen Kindern – so Dr. Hohmann – sei diese Blutübertragung bereits erfolgt und daher eine sofortige Abnabelung geboten. Hieraus läßt sich ersehen, daß durch diese einfache Maßnahme bereits dem Säugling der ideale pH-Wert aus dem Fruchtwassermilieu der Mutter erhalten werden kann.

Alkalose – Acidose

Durch eine Gleichgewichtsverschiebung im Säure-Basen-Haushalt kann es zu einer *Alkalose* (Basenüberschuß) oder zu einer *Acidose* (Übersäuerung) kommen. Diese durch die

Die Leber ist wichtigstes Kontrollorgan für den Stoffwechsel

Verdauungsvorgang

einzelnen Mahlzeiten verursachten Schwankungen sind Voraussetzungen für einen optimalen Ablauf der chemischen Stoffwechselvorgänge. Die Leber ist das „Chemiewerk" unseres Körpers und gleichzeitig wichtigstes Kontrollorgan für den gesamten Stoffwechsel.

Die gut gekaute und eingespeichelte Nahrung fließt über die Speiseröhre in den Magen, wo der Nahrungsbrei durch den sauren Magensaft aufgeschlossen wird. Nach dem Verlassen des Magens fließen Galle und alkalischer (basischer) Saft aus der Bauchspeicheldrüse hinzu. Im Dünndarm werden dann die zerlegten Nahrungsbestandteile über die Darmschleimhaut in das Blut geschleust; unverdauliche Schlacken werden weiterbefördert und ausgeschieden.

Etwa 4 Stunden Verdauungszeit im Magen

Ein Basenüberschuß im Gewebe besteht so lange, wie Salzsäure nach der Nahrungsaufnahme im Magen gespeichert wird. Die Verdauungszeit im Magen beträgt im Durchschnitt etwa 4 Stunden. Während zum Beispiel Milchprodukte etwa 2 Stunden verweilen, beanspruchen fette Speisen bis zu 6 Stunden und mehr.

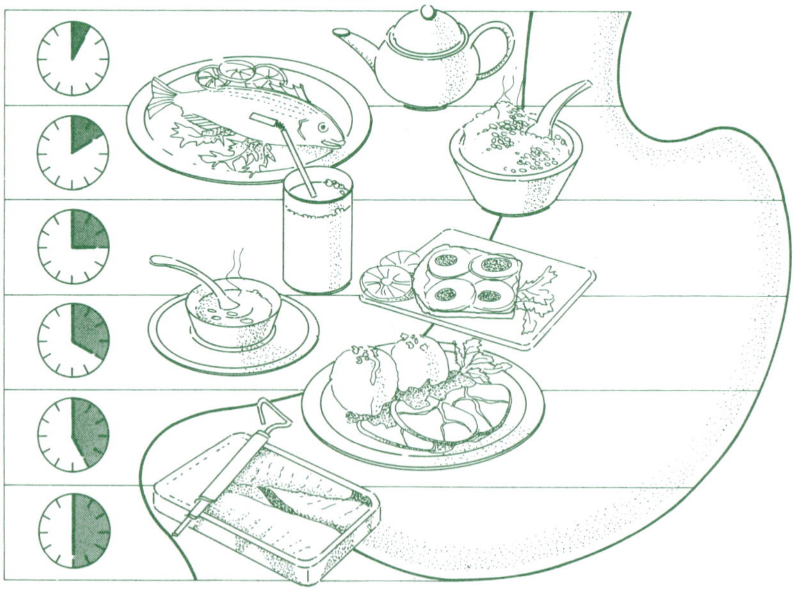

Verweildauer verschiedener Speisen im Magen (1 Stunde: Kaffee, 2 Stunden: Fisch, Reis, 3 Stunden: Milch, Eibrot, 4 Stunden: fette Hühnersuppe, 5 Stunden: Sauerbraten mit Knödeln, 6 Stunden: Dose Ölsardinen)

Der Höhepunkt der Basenflut fällt somit mit dem Höhepunkt der Salzsäureansammlung im Magen zusammen. Rechnen wir für die Verdauung im Magen etwa 4 Stunden, und setzen wir 3 Hauptmahlzeiten des Tages auf 7.00 Uhr, 12.30 Uhr und 17.30 Uhr fest, dann haben wir (schematisch gesehen) folgende Zeiten von Basenfluten für 24 Stunden:

Basenfluten pro Tag

Frühstück:	7.00 – 11.00 Uhr
Mittagessen:	12.30 – 16.30 Uhr
Abendessen:	17.30 – 21.30 Uhr

An diesem Schema erkennen wir, daß während der Tagesstunden, also von 7.00 bis etwa 22.00 Uhr, fast nur Basenfluten bestehen und daß diese durch das Einnehmen von Mahlzeiten ausgelöst werden.

Basenfluten werden durch Mahlzeiten ausgelöst

Neben dieser hier geschilderten Belieferung von Basen an die Verdauungsorgane (Leber, Bauchspeicheldrüse usw.) hat die Basenflut des Organismus noch eine 2. große Aufgabe zu erfüllen, von der in der einschlägigen Fachliteratur fast nie die Rede ist. Dies ist die regelmäßig wiederkehrende Durchspülung der Gewebe, insbesondere des Bindegewebes, mit Basen. Das „Bindegewebsorgan" bildet nämlich bei regelmäßiger Durchspülung mit Basen ein Basendepot im Organismus, durch welches das Blut in die Lage versetzt wird, eventuelle Säurestöße zu puffern, d. h. aufzufangen.

Regelmäßige Durchspülung des Gewebes mit Basen

Da das Blut im Körper kein Depot für Stoffwechselschlacken, sondern nur ihr Transporteur ist und sie stets auch nur in geringer Konzentration aufnehmen kann, werden alle harnpflichtigen Stoffe (d. h. alle Stoffe, die über die Nieren ausgeschieden werden) zunächst im Bindegewebe gespeichert, bis ihre Ausscheidung durch die Nieren bewältigt werden kann.

Alle harnpflichtigen Stoffe werden im Bindegewebe gespeichert

Während der Verweilzeit der Stoffwechselschlacken im basisch durchspülten Bindegewebe werden jene bereits von diesem entsäuert, weshalb man das Bindegewebe auch als *Vorniere* bezeichnet. Hieraus erkennt man, wie wichtig die Basenflut für die Entschlackung der Gewebe von Säuren ist. Ohne die Basenfluten verliefe die Entschlackung sehr langsam, und die Gewebe wären noch nicht von den alten Schlakken befreit, wenn aus der nachfolgenden Mahlzeit stammende Stoffwechselschlacken wieder im Gewebe zwischengelagert werden sollen.

Vorniere

Gelingt also die Entschlackung der Gewebe nicht in dem

Zeitraum zwischen 2 Mahlzeiten oder während der Nacht, so muß eine allmähliche Anreicherung der Gewebe durch Säuren stattfinden. Und da besonders die Schwerlöslichkeit der Harnsäure bekannt ist, bestehen auch die abgelagerten Säuren überwiegend aus Harnsäure. Es kommt zu einer *latenten Acidose* (also zu einer schleichenden Übersäuerung), aus der sich dann nach und nach die *harnsaure Diathese* (starke Übersäuerung des Organismus durch Harnsäure) entwickelt. Diese führt dann wieder zu den bekannten Krankheitsbildern von Gicht und Rheuma.

Latente Acidose

Harnsaure Diathese

Kohlensäure ist eine gefährliche Säure

Eine weitere gefährliche Säure ist die Kohlensäure (H_2CO_3). Wird die Zelle über einen kritischen Punkt (der bei pH 4,5 liegt; bei Werten unter 4,5 – wenn auch nur kurzfristig – werden Nierenzellen bereits irreparabel geschädigt, was dann über kurz oder lang zu einem Nierenversagen führt) hinaus übersäuert, bedeutet dies den Untergang der Zelle.

Beim Gesunden wird die Säure schon innerhalb der Zelle, aber auch im Gewebe und im Blut durch Mineralstoffe (Basen) und die Bildung von Salzen neutralisiert.

Die Kohlensäure wird über die Atmung ausgeschieden

Die Ausscheidung der Kohlensäure beispielsweise erfolgt hauptsächlich über die Atmung durch die Lungen, die Ausscheidung der Salze durch die Nieren.

Und welche Rolle spielen wir nun bei diesen Abläufen in unserem Körper? Sind wir nur passive Zuschauer und Nutznießer einer von der Natur intelligent entwickelten Einrichtung?

Durch unsere Eßgewohnheiten bestimmen wir das Wechselspiel von Säuren und Basen

Ganz und gar nicht! Denn was das ewige Wechselspiel von Basen und Säuren (beide werden gebraucht) im Organismus oder Stoffwechsel angeht, so sind wir es, die durch unsere Eßgewohnheiten die Akzente setzen.

Vor allem in diesem Jahrhundert haben wir solche Gelegenheiten reichlich wahrgenommen, leider dabei aber auch so manchen Fehlgriff getan; so zum Beispiel eine immer stärker werdende Vorliebe für säurebildende Nahrungsmittel (siehe Tabelle Seite 131). Vor allem die Naturheilkunde sieht darin eine der grundlegenden Entwicklungen, die eine Vielzahl therapeutisch schwer beherrschbarer und jetzt schon massenhaft auftretender chronischer Zivilisationsleiden mitverursachen.

Säuren/Basen und Vegetativum

Wie bereits ausgeführt, stellt ein Überwiegen von Säurebildnern in der Nahrung eine Hauptursache für das Entstehen der meisten Krankheiten dar. Andererseits benötigt der Körper aber auch Säuren, die durch ihre Verbrennung zur Energiegewinnung beitragen. Sie wirken anregend auf den Sympathikusnerv (sympathisches Nervensystem), wie zum Beispiel auf die Adrenalinausschüttung.

Der Körper benötigt Säuren

Unser vegetatives Nervensystem (das dem Willen nicht unterliegt) steuert – quasi aus dem Hintergrund – wichtige Stoffwechsel- und Organvorgänge. Werden die Steuerimpulse jedoch durch Übersäuerung des Körpers abgeschwächt oder gar gänzlich gestoppt, dann kommt es zu sogenannten Stoffwechselentgleisungen oder eklatanten Organfehlfunktionen. Hier reicht die Skala von der „einfachen" Allergie über Rheuma bis hin zum Herzinfarkt, Nierenversagen oder Schlaganfall.

Das vegetative Nervensystem steuert wichtige Stoffwechselvorgänge

Bisher bekämpfte man dann diese, ohne die eigentliche Ursache zu ändern. Hatte der Patient gerade eine solche „Krankheit" überstanden, reichte man dem Genesenden wieder eiweißreiche Kost mit Fleisch, Eiern, Käse, Joghurt usw., um diesen zu „kräftigen". Aber genau das Gegenteil ist der Fall: Da Eiweiß immer sauer verstoffwechselt wird, kommt es bei dem „Kranken durch Übersäuerung", der gerade dabei ist, sich von den Folgen der Übersäuerung zu erholen, gleich wieder zu einer massiven Übersäuerung. Das vegetative Nervensystem steht wieder da, wo es am Anfang der Krankheit stand: Seine Steuerimpulse ersticken im sauren Milieu.

Durch eiweißreiche Kost kommt es bei Kranken zu einer massiven Übersäuerung

Die Verschiebung des Säure-Basen-Gleichgewichts kennt nicht nur diese Impulse, sondern bei fortschreitender Übersäuerung werden nicht nur menschliche Zellen irreparabel geschädigt, sondern auch Menschen getötet, wenn nämlich die Zellschädigung so weit fortschreitet, daß die Aufrechterhaltung lebenswichtiger Funktionen nicht mehr gewährleistet ist (z. B. Nierenversagen oder Herzinfarkt).

Bei fortschreitender Übersäuerung können Menschen getötet werden

Psychische Auswirkungen von Basenmangel

Längst erwiesen, jedoch zu wenig beachtet ist die Tatsache,

daß der Organismus bei Basenmangel „dahinwelkt", ähnlich wie eine Pflanze, deren Wurzeln in saurem Boden stecken. Lange bevor die Thematik über Säure bzw. sauren Regen mit seinen tödlichen Folgen in unser Bewußtsein drang, beschäftigten sich Forscher nicht nur mit den Auswirkungen des sauren Regens auf unsere Vegetation, sondern auch mit dem Säure-Basen-Haushalt und dessen Gleichgewicht im menschlichen Körper, hier vor allem auf die Auswirkungen auf die Psyche.

Der Volksmund sagt: Dieser oder jener ist „sauer"! Woher mag wohl diese Wortwahl stammen?

Die Übersäuerung greift Körper, Seele und Geist an

Inzwischen weiß man, daß eine Übersäuerung des Organismus alle seine 3 Teilbereiche, nämlich Körper, Seele und Geist, in gleicher Weise angreift. „Nur in einem gesunden Körper wohnt auch ein gesunder Geist", heißt es. Übersäuerung des Organismus spart auch das Gemüt nicht aus.

Psychische Aufhellung durch Entsäuerung

Nicht selten stelle ich in der täglichen Praxis fest, wie eine psychische Aufhellung mit einer zielstrebig herbeigeführten Entsäuerung einhergeht. Selbst hartnäckige depressive Verstimmungen, die sich bislang als therapieresistent erwiesen hatten, schwanden, ohne daß sie noch gesondert behandelt werden mußten.

Säuren sind zwar zur Energiegewinnung im Organismus notwendig, andererseits aber bringt ihr Übermaß die Stoffwechselvorgänge derart zum „Überschäumen", bis diese erschöpft ihren Dienst versagen.

Leistungsknick um das 40.Lebensjahr

Midlife-crisis

Hierin liegt u. a. die Ursache des Leistungsknicks beim Menschen etwa um das 40. Lebensjahr. Und sprechen wir in diesem Alter nicht auch oft von der sogenannten Midlife-crisis? Auch diese spielt sich in erster Linie in unserem Kopf und in unserem Gemüt (Seele) ab. Versagensängste, Angst vor Krankheit und Zukunft, Selbstwertzweifel plagen uns, und wir werden manchmal schmerzhaft durch das Schicksal darauf hingewiesen, daß es gerade unser Verhalten ist, welches die Verhältnisse prägt, in denen wir leben!

Basenhaushalt

Basenunterernährung und Remineralisierung

Bei jenen Naturvölkern, die sich noch hauptsächlich ausgewogen, vornehmlich vegetarisch ernähren, liegt der Harnsäurespiegel im Blut etwa 25 % niedriger als bei uns. Dies kann – muß aber nicht – der Preis für unsere Zivilisation sein. Machen wir uns noch einmal klar, daß dickes, verschlacktes Blut die Nährstoffe nur sehr unzureichend durch ebenso verschlacktes Gewebe transportieren kann, dann leuchtet ein, daß auch immer weniger Sauerstoff das Gewebe und damit die Zellen erreicht. Dies verringert nicht nur die Sauerstoffverwertung der betroffenen Zellen, sondern steigert auch in erheblichem Maße deren Säuerung.

Bei Naturvölkern liegt der Harnsäurespiegel etwa 25 % niedriger als bei uns

Die jahrzehntelangen Erfahrungen verschiedener Wissenschaftler beweisen, daß eine Neutralisierung bei Basenunterernährung durch Mineralstoffe zum obersten Gebot einer aktiven Gesundheitspflege gehört. Vor allem bei der Vermeidung sogenannter Zivilisationserkrankungen spielt sie die entscheidende Rolle.

Bei Basenunterernährung sind Mineralstoffe notwendig

Wie kann nun eine solche Neutralisierung, also eine Remineralisierung, aussehen?

Eine basenüberschüssige Ernährung mit viel frischen, roh genossenen Früchten und Gemüsen sowie einer eventuellen Aufwertung mit pflanzlichen Mineralstoffen, wie zum Beispiel Kalzium, Magnesium, Natrium, Kalium, Eisen, Phosphor oder Selen, kann in der Tat auf natürlichem Wege und verhältnismäßig schnell zu einer deutlichen Vitalisierung führen (siehe hierzu Tabelle Seite 130).

Eine basenüberschüssige Ernährung führt schnell zu einer deutlichen Vitalisierung

Wichtig hierbei ist die Beachtung, daß naturbelassene, basenreiche Nahrung aufgrund zahlreicher aktiver Wirkstoffe, wie

Vitamine, Spurenelemente und Enzyme, eine hohe aufbauende Revitalisierungskraft besitzt, während erhitzte, denaturierte Nahrung zum großen Teil diese verliert und eigentlich nur noch Kalorienwert enthält.

Basenmischung

Regenerationskur nach Dr. F. X. Mayr

Bei der Therapie starker Übersäuerung des Organismus hat sich vor allem die Regenerationskur nach Dr. Franz Xaver Mayr (kurz: Mayrkur) bewährt. Hier wird der Körper in hohem Maße entgiftet, entschlackt, entsäuert.

> Aber Vorsicht: Man sollte eine solche Kur nie alleine zu Hause durchführen. Vielmehr ist anzuraten, die Kur entweder ambulant oder stationär in einem Kurheim, in jedem Falle aber unter der Aufsicht eines speziell dafür ausgebildeten Therapeuten durchzuführen. Nur die ständige, fachkundige Begleitung schaltet dann die meisten Risiken aus und ermöglicht einen überaus erfreulichen Kurerfolg!

Während einer solchen Kur kann der Therapeut in gegebenem Falle zur besseren Unterstützung einer schnelleren Entsäuerung die sogenannte *Basenmischung* verabreichen (Zusammenstellung siehe Seite 135).

Die Basenmischung darf nur vom Therapeuten verordnet werden

Es wird jedoch eindringlich davon abgeraten, diese Mischung außerhalb einer Kur oder ohne die Verordnung eines Therapeuten in Form einer Selbstmedikamentierung über einen kürzeren oder längeren Zeitraum einzunehmen! Bei falscher Anwendung kann nämlich das Säure-Basen-Gleichgewicht empfindlich gestört werden, und der Schaden ist größer als ein eventueller Nutzen!

Testen Sie Ihren Säurespiegel

Stellen Sie sich einmal ein etwas eigenartiges Thermometer vor: Das untere Ende (also der Minusbereich) beginnt mit 1 und steigt auf bis 6,9 – gewissermaßen dem Gefrier- oder Nullpunkt. Dieser Teil der Skala umfaßt, chemisch gesehen, den sauren Bereich, der nach oben hin immer schwächer wird. Der 7. Teilstrich stellt schließlich den neutralen Punkt dar, also das wahre Gleichgewicht zwischen Basen und Säuren. Über die 7 weiter nach oben kommen wir in die „gemäßigte Zone", nämlich den alkalischen oder basischen Bereich, der bis zum Teilstrich 14 reicht. Unser Blut ist auf dieser Skala bei 7,4 angesiedelt, also knapp über dem „Gefrier- oder Nullpunkt", im leicht basischen Abschnitt.

Saurer Bereich von 1 bis 6,9

Neutralpunkt bei 7

Basischer Bereich über 7

pH-Wert des Blutes 7,4

In unserem Alltag schwanken die Thermometeranzeigen oft gewaltig. Wir können es täglich beobachten. Allerdings darf sich der pH-Wert unseres Blutes solche Schwankungen nicht erlauben, noch nicht einmal um ein halbes oder gar ein ganzes Grad.

Wird der Stoffwechsel kurzfristig mit Säuren – z. B. aus tierischem Eiweiß, welches wir gerade gegessen haben – überflutet, so müssen diese auf der Stelle neutralisiert werden, und dies geschieht einerseits durch das Ausscheiden über die Nieren (mit Zwischenlager im Bindegewebe, wie bereits weiter oben ausgeführt) oder auch über die Lungen, wie andererseits über eine eigens hierfür zur Verfügung stehende Alkali- oder Basenreserve (für die, die es genau wissen wollen: der Hydrogenkarbonatpuffer).

Eine Säureflut muß schnellstens neutralisiert werden

Halten wir also fest: Der pH-Wert des Blutes *muß konstant* im leicht basischen Bereich bleiben, obwohl die Zufuhr von Basen und Säuren aus der Nahrung ständig natürlichen Schwankungen unterworfen ist. Neben Nieren und Lungen spielt bei der Regulation die körpereigene Basenreserve eine zentrale Rolle.

Moderne Zivilisationskost führt immer zu einer Übersäuerung

Die Einnahme moderner Zivilisationskost führt in allen Fällen zu einer latenten Übersäuerung, die aber – nach Dr. med. L. Wendt – wegen des oben beschriebenen Puffersystems im Blut noch nicht nachgewiesen werden kann, da es sich um eine Gewebeübersäuerung (= Bindegewebe als „Zwischenlager") handelt. Und diese Gewebeübersäuerung ist nur über den Harn feststellbar.

pH-Wert des Urins zwischen 4,5 und 9

Säurestarre

Übersäuerung kann im Extremfall zum Tod führen

Nach Wendt flutet unser Urin wie Ebbe und Flut. Sein pH-Spektrum liegt zwischen 4,5 und 9. Weist nun der Urin über einen Zeitraum von Tagen, Wochen oder gar Monaten nicht mehr die typischen Tagesschwankungen auf, so handelt es sich um die sogenannte *Säurestarre*. Sie weist deutlich auf eine gesundheitliche Schädigung, nach Wendt sogar als erstes Zeichen auf eine chronische Erkrankung hin. Kommt nun zu dieser Säurestarre noch eine überhöhte Säurebildung durch längere Muskelarbeit oder sportliche Tätigkeit, so kann die Übersäuerung im Extremfall sogar zum Tod (z. B. Herzinfarkt) führen.

Teststreifen aus der Apotheke

Der Grad der Übersäuerung ist verhältnismäßig leicht festzustellen: In der Apotheke gibt es Teststreifen (z. B. Neutralit von der Fa. Merck), die für 1–2 Sekunden in den Strahl des Morgenurins gehalten werden. Ideal wäre dann der Wert 7,5. Allerdings werden die meisten von uns darunterliegen. Werte um die 5 sind keine Seltenheit. Bei Werten unter 4,5 – auch nur kurzfristig – werden Nierenzellen bereits irreparabel geschädigt, was bei Häufung zu Nierenversagen führt!

Bei allen Werten unter 7, die wiederholt festgestellt werden, sollten Sie unbedingt an eine Entsäuerung (mehr darüber im Kapitel „Therapie der Übersäuerung") denken.

Ursachen der Übersäuerung

Praktisch alle Umweltfaktoren führen heute zu einer Übersäuerung. Erstellen wir eine Liste, so ergibt sich folgende willkürliche Reihenfolge:

Umweltfaktoren, die zu einer Übersäuerung führen können

1. Falsche Ernährung (denaturierte Nahrungsmittel) und falsche Eßgewohnheiten
2. Genußmittel (besser: Genußgifte)
3. Umweltgifte
4. Streß und negative Emotionen, wie Ärger, Wut, Hektik, Neid, Mißgunst, Streit
5. Elektrosmog
6. Chemische Arzneimittel
7. Falsche Lebensweise

Falsche Ernährung

Zu 1.: Vor allem tierisches Eiweiß (Fleisch), Eier, scharfer Käse, Erdnüsse, Hering, Quark, Margarine, Zucker, Cornflakes usw. säuern stark.
Folglich sollten wir bei unseren Eßgewohnheiten folgendes beachten:
Langsam essen heißt: Gut kauen und gründlich einspeicheln ("gut gekaut ist halb verdaut"). Viel frisches Gemüse (auch Kartoffeln), Obst, Vollwertkost essen (siehe hierzu Tabelle über basische und saure Lebensmittel auf Seite 130 ff.). Möglichst keinen Industriezucker (dazu gehört auch der sogenannte braune Zucker oder Kandis), keine Weißmehlprodukte, wenig Fleisch (höchstens als Sonntagsbraten), Fisch, Hartkäse usw. essen.
Der Ernährungswissenschaftler Professor Werner Kollath sagte: „Laßt die Nahrung so natürlich wie möglich!" Daraus folgert, daß *alle* Nahrungsmittel, die ganz oder auch nur teil-

weise vom natürlichen Zustand weg verändert (= denaturiert) wurden, säuern. Darunter fällt auch das Bestrahlen von Obst oder auch Mikrowellenerhitzung.

Genußmittel

Zu 2.: Genußgifte wie Kaffee (auch entkoffeinierter), Schwarztee, Nikotin, Alkohol, Rauschgifte sind gänzlich zu meiden!

Umweltgifte

Zu 3.: Umweltgifte wie Kunststoffe, Farben, Abgase, Spritzmittel, Düngemittel oder Verbrennungsrückstände, die mit der Luft oder über die Nahrung aufgenommen werden, aber auch Lärm machen ebenfalls sauer!

Streß und negative Emotionen

Zu 4.: Alle hier aufgezeigten Umstände, Eigenarten und Wesensmerkmale machen nicht nur sauer, sondern sie setzen alle ausschließlich negative Ursachen, denen dann auch nur negative Wirkungen folgen, welche dann wiederum in höchstem Maße übersäuern! Man ist dann im wahrsten Sinne des Wortes „sauer"!

Elektrosmog

Zu 5.: Fernsehen, Radio, Funktelefone, Halogenlampen, Mikrowelle, Hochspannungen, Radar oder sonstige Elektronik übersäuern stark. Hier sei noch angemerkt, daß es auch bei den Kochstellen eine Prioritätenliste gibt:

- Holzfeuer oder Holzkohle
- Gasherd
- Elektroherd
- Last und least: Mikrowelle

Chemische Arzneimittel

Zu 6.: Alle chemischen Arzneimittel greifen in grober oder feiner Weise in den Stoffwechsel ein und führen dadurch ebenfalls zur Übersäuerung. Wie schon früher ausgeführt, sollten wir uns wieder mehr den natürlichen Heilkräften zuwenden!

Falsche Lebensweise

Zu 7.: Bewegungsarmut (auch durch Automatisierung am Arbeitsplatz) sowie die daraus resultierende und immer mehr um sich greifende Bequemlichkeit übersäuern den Organismus. „Wer rastet, rostet"! Allein schon der Vorsatz, keine Aufzüge oder Rolltreppen mehr zu benutzen, führt zu deutlichen Zustandsverbesserungen!

Folgen der Übersäuerung

Man ist so alt, wie man sich anfühlt

Der Volksmund sagt zwar scherzhaft: „Man ist so alt, wie man sich anfühlt", aber dennoch liegt hierin ein Körnchen Wahrheit. Gemeint ist nämlich unsere Haut und das darunter liegende Gewebe, bis hin zu den verschiedenen Gewebestrukturen der einzelnen Organe. Hier entdeckt man die

Symptome der Übersäuerung

Säuren sind Schlakken

Mit etwa 50 Jahren bestehen etwa 50 % der körperlichen Strukturen aus Schlacken

Säuren sind Schlacken, die hauptsächlich im Binde- und im Fettgewebe abgelagert werden. Bereits im mittleren Alter von etwa 50 Jahren bestehen ca. 50 % der festen körperlichen Strukturen aus Schlacken. In der 2. Lebenshälfte steigt die Schlackenmenge nochmals deutlich an. Allerdings findet man solche Werte auch nicht selten schon bei 30jährigen, die besonders viel tierisches Eiweiß zu sich nehmen. Auch Fast food, Fertiggerichte oder das meiste Kantinenessen haben die gleichen Folgen!

Stauungen im Säftekreislauf sind die Regel

Dadurch sind Stauungen im Säftekreislauf (Blut und Lymphe) nicht die Ausnahme, sondern mit zunehmendem Alter eher die Regel.

Die Sauerstoffversorgung des Gewebes nimmt ab, die Zellen werden unterversorgt und sterben ab.

Bei den Organen geht man davon aus, daß sie erst dann versagen, wenn etwa 50 % der aktiven Zellen teilweise oder ganz ihren Dienst versagen! Hierdurch kann es auch zu anatomischen Veränderungen zum Beispiel im Bereich der Gelenke kommen. In der Verschlackung der Zellen liegt dann auch die

Ursache des Alterns

Die Zellwände wereden dicker und undurchlässiger

Die Zellwände werden immer dicker, dadurch undurchlässiger, Zellatmung und Zellversorgung stagnieren mehr und mehr. Hierin liegt vor allem die Ursache des Verlusts an Spannkraft, Elastizität und Frische der Haut. In dem Maße, wie unsere Haut „welkt" und Falten bildet, altern allerdings unsere inneren Organe auch. Die Haut ist nur die Projektionsfläche nach außen, hier wird der Alterungsprozeß, der sämtliche Zellen unseres Organismus erfaßt, deutlich sichtbar!

Der Mensch könnte 150 Jahre alt werden

Käme es durch geringere Verschlackung zu einer längeren vollen Aktivität der Zellen, könnte das biologische Alter des Menschen locker bei 150 Jahren und darüber liegen!

> Das Ausgleichen des Säure-Basen-Haushalts ist daher die wichtigste Allgemeinfunktion des Organismus und eine hohe Garantie für ein besonders langes Leben bei bester Gesundheit!

Säure und Seele

Ständiger Dauerstreß führt zu einer massiven Übersäuerung

Ständiger Dauerstreß – ohne die wichtigen regelmäßigen Erholungsphasen – in Form von seelischen und nervlichen (vegetativen) Mißständen, wie andauerndem Ärger, chronischem Kummer oder tiefer Sorge in Verbindung mit einer nicht ausgewogenen Ernährung, führt mit der Zeit zu einer massiven Übersäuerung des Organismus. Die dadurch bedingte schlechte Ausscheidung von Stoffwechselrestprodukten über Darm, Nieren, Haut und Lungen verschärft die Situation nur noch weiter.

Seelische und nervliche Harmonisierung ist wichtigste Voraussetzung für normale Stoffwechselvorgänge

Wichtige Voraussetzung für normale Stoffwechselvorgänge ist neben einer ausgewogenen Ernährung vor allem die seelische und nervliche (vegetative) Harmonisierung. Um wieder das „innere Gleichgewicht", unsere „gesunde Balance", zu erhalten, sollten wir wenigstens die nachfolgend aufgeführten Punkte beachten:

- Überprüfung unserer Lebens- und Arbeitsweise: Was muß ich sofort ändern? – Was sollte ich längerfristig anders machen?
- Richtiges Augenmaß beim Festlegen unserer Ziele.

- Harmonischer Umgang mit Mitmenschen und der Natur.
- Möglicherweise verschüttete Fähigkeiten zur Meditation oder zum Gebet wieder aktivieren.
- Den unbedingten Versuch starten, sich selbst so zu akzeptieren, wie man derzeit noch ist, allerdings darüber das Bemühen nicht zu vergessen, mehr und mehr so zu werden, wie man sein möchte: „Es ist nicht genug, es zu wissen, man muß es auch anwenden! Es ist nicht genug, es zu wollen, man muß es auch tun!"

Bei Befolgung dieser Punkte und bei anhaltender Unterstützung durch eine entsprechende Lebens- und Ernährungsweise kommt es schnell zu einer inneren Regeneration. Das innere Gleichgewicht wird rasch wiederhergestellt, und dadurch wird in erheblichem Maße eventuellen Gesundheitsstörungen oder Krankheiten die Grundlage entzogen.

Unser Immunsystem

Etwa 2/3 unserer Abwehrkräfte werden im Darm gebildet

Nach derzeitgem Stand der Forschung kann angenommen werden, daß etwa zwei Drittel unserer Abwehrkräfte im Darm gebildet werden oder zumindest stark von ihm abhängen.

Beispiel einer Pflanze

Kränkelt eine Topfblume, dann rät der Gärtner, doch vielleicht einmal die Erde zu wechseln, denn die alte könnte sauer sein. In fast allen Fällen ist damit der Mißstand behoben. Selbst bei Parasitenbefall der Pflanze (Läuse, Milben oder sonstige Schädlinge) hilft dies erstaunlich oft; denn es sind ja nicht die Schädlinge, die die Pflanze anfällig machen, sondern ihr Unvermögen, mit den „Angreifern" fertig zu werden. Ihr Immunsystem ist anfällig; denn wie wäre es sonst zu erklären, daß von allen Pflanzen auf einer Fensterbank nur die eine oder andere von Schädlingen befallen wird und diese wiederum auch unterschiedlich stark.

Und so ist es beim Mensch

Bei uns Menschen ist dies genauso! Auch wir haben unsere „Topferde" und unser „Wurzelsystem". Natürlich nur in übertragenem Sinne: Unsere „Erde" ist unser Darminhalt. Der wiederum hängt davon ab, was wir wie zu uns nehmen, also was wir uns in welcher Weise einverleiben. Dabei ist dann unsere Darmschleimhaut in allen Variationen (Zotten usw.) mit dem Wurzelsystem der Pflanze vergleichbar. Ist nun unsere „Erde" (also unser Darminhalt) sauer, bleibt unseren

Übersäuerung lähmt das Immunsystem

„Wurzeln" (dem Darm) keine Chance. Auch unser Abwehrsystem wird schwächer und schwächer. Zunehmende Übersäuerung und die damit einhergehende Verschlackung lähmen schließlich unser Immunsystem ganz. Dadurch werden wir anfällig für Infekte. Wie bei der Pflanze sind es in diesem Falle weder Viren noch Bakterien, die an einer Erkrankung schuld sind, sondern nur das Unvermögen unseres Immunsystems, damit fertig zu werden.

Obwohl bei einer Erkältungs-, Schnupfen- oder Grippewelle nahezu jeder „angesteckt" wird, erkranken ja immer nur wenige und diese wiederum auch unterschiedlich heftig.

Bei Krebs ist der Organismus immer sauer

Letztendlich reicht dann unsere Abwehrkraft auch nicht mehr aus, um mit den Krebszellen fertig zu werden, die sich ja jeden Tag hundertfach in unserem Körper bilden – die Katastrophe ist vorprogrammiert. Bei Krebs oder anderen schweren Krankheiten ist der Organismus immer sauer!

Säure und Osteoporose

Da auch die Osteoporose immer mehr um sich greift und am häufigsten bei Frauen nach Beginn der Wechseljahre auftritt, entsteht der Eindruck, es handele sich in der Hauptsache um eine hormonell bedingte Frauenkrankheit. Aus diesem Grunde möchte ich hier einmal näher auf den Zusammenhang *Säure und Osteoporose* eingehen.

Osteoporose ist eine Mineralstoffkrankheit

Die Osteoporose ist eine Erkrankung, die sich im Bereich unserer Mineralstoffdepots, nämlich der Knochen, abspielt. Unsere Knochen unterliegen einem ständigen Anpassungs- und Umbauprozeß. Wird unser Bewegungsapparat stärker beansprucht, werden sich nach den Muskeln auch die Knochen mehr und mehr auf die veränderten Umstände und erhöhten Anforderungen einstellen und allmählich kräftiger werden.

Besonders können wir dies bei Sportlern bestimmter Sportarten feststellen. Beim Tennisprofi zum Beispiel ist der sogenannte Schlagarm immer deutlich stärker entwickelt als der andere Arm. Nicht nur die Muskelmasse, sondern auch der Knochenquerschnitt nimmt durch die ständige Beanspruchung zu. Ähnlich verhält es sich bei Langstreckenläufern, Fußballprofis, Speer-, Hammer- oder Diskuswerfern.

Umgekehrt gilt, daß sich bei zu geringer körperlicher Beanspruchung der Muskel- und Knochenapparat verringert. Dies beobachtete man u. a. bei russischen Kosmonauten, die über Monate hinweg dem Zustand der Schwerelosigkeit im All ausgesetzt waren. Aber auch nur ein eingegipster Arm verändert sich im Laufe weniger Wochen deutlich. „Wer rastet, rostet", sagt der Volksmund. In bezug auf die Knochen trifft dies auch voll zu; denn auch unsere Knochen sind ständigen Veränderungen, die vorwiegend von unseren Lebensumständen abhängen, unterworfen.

Die Knochen werden durch verminderten Kalksalzgehalt weich und biegsam

Wird zum Beispiel der Kalksalzgehalt der Knochen durch eine Erkrankung gemindert, so werden sie weich und biegsam. Sie verformen sich teilweise recht deutlich, wie man dies zum Beispiel bei O-Beinen beobachten kann. Verringern sich beispielsweise die Eiweißbestandteile des Knochens, wird er spröde und bricht schnell: Es kommt zum *Glasknochen.*

Glasknochen

Nehmen nun beide Knochenbestandteile zusammen ab, verliert der Mensch allgemein an Knochenmasse. Erreicht dieser Abbau ein stärkeres Maß, entsteht das Krankheitsbild der Osteoporose. Hierbei weisen die Knochen insgesamt eine deutlich geringere Belastbarkeit auf und brechen leichter. Sehr schnell spürt der Kranke Schmerzen, die ihm signalisieren, daß er seine Knochen überlastet.

Die medizinische Forschung hat die Ursachen der Osteoporose noch nicht endgültig geklärt. Dennoch sind einige Faktoren bekannt, die das Krankheitsbild der Osteoporose ungünstig beeinflussen.

Faktoren, die Osteoporose beeinflussen

- Nach derzeitiger medizinischer Lehrmeinung handelt es sich vorwiegend um eine hormonell bedingte Frauenkrankheit. Fakt ist, daß tatsächlich ein wesentlich höherer Prozentsatz an Frauen als Männer an der Osteoporose erkrankt. Bei Frauen wird die Erkrankung meistens mit Hormonpräparaten (Östrogene) behandelt. Zumeist soll dann diese Behandlung lebenslang anhalten. Dies ist aus naturheilkundlicher Sicht nicht unbedingt falsch, wenn auch heftig umstritten, weil Hormonbehandlungen solcher Art die Gefährdung, an Gebärmutterkrebs zu erkranken, deutlich erhöhen können.
- Weiterhin wird beobachtet, daß Kortisonbehandlungen über einen längeren Zeitraum hinweg auch eine Osteoporoseerkrankung auslösen können.

- Störungen der Nebenschilddrüse (Parathormon) und der Schilddrüse (Calcitonin) können ebenfalls die Bereitschaft des Körpers fördern, an Osteoporose zu erkranken; denn beide regeln den Kalziumein- und -ausbau im Knochen.
- Unverantwortlicher Einsatz von Medikamenten mit Fluorverbindungen (Fluor ist eine der stärksten Säuren!) ist ebenfalls bedenklich.

Auch Zähne gehören zu den Mineralstoffdepots des Körpers

An dieser Stelle sei erwähnt, daß die Zähne – ähnlich wie die Knochen – ebenfalls zu den Mineralstoffdepots des Körpers gehören. Bei Übersäuerung ist der Körper bestrebt, Mineralstoffe zur Neutralisierung der Säuren auch aus den Zähnen zu ziehen. Folge ist, daß sich auch die Kieferknochen, in denen die Zähne wurzeln, zurückbilden, da der Zahn seinerseits ja wieder aus diesen Knochen versorgt wird.

Zahnfleischbluten und Parodontose

Fazit: Zahnfleischbluten und Parodontose entstehen, die Zähne beginnen zu wackeln und fallen schließlich ganz aus.

Auch der Speichel wird sauer

Mit dieser Entwicklung geht einher, daß gleichzeitig der Speichel sauer wird und nicht mehr in der Lage ist, den sauren Zahnbelag zu neutralisieren. Die Säure greift voll an, zerstört das Zahnfleisch und frißt auch von außen Löcher in die Zähne. Einer solchen „Schwächung“ von innen und außen hält auf Dauer kein Zahn stand.

Jedes Kind kostet der Mutter einen Zahn

„Jedes Kind kostet der Mutter einen Zahn“, sagt ein Sprichwort. Ja, es trifft zu, daß der mütterliche Organismus auf jeden Fall das werdende Leben ausreichend mit Mineralstoffen versorgt. Nimmt die werdende Mutter also zu wenig Mineralien auf, oder leidet sie bereits vor der Schwangerschaft schon unter Mineralstoffmangel (z. B. durch Übersäuerung), dann werden die für das Kind benötigten Mineralstoffe aus Zähnen und Knochen herausgelöst.
Urteilen Sie selbst: Muß das denn unbedingt sein?
Wir sehen also, daß das, was sich bei den Zähnen als Karies bzw. Parodontose zeigt, bei den Knochen die Osteoporose ausmacht. Durch den ständigen Mineralstoffentzug werden die Knochen weich oder brüchig bis hin zur völligen Auflösung: Ein recht schmerzhafter Prozeß.

> In diesem Zusammenhang sei noch erwähnt, daß Schmerz in fast allen Fällen ein Schrei des Gewebes nach Entsäuerung ist!

Meines Erachtens findet bei der Standardbehandlung der Osteoporose der Aspekt einer Übersäuerung des Organismus zu wenig Beachtung. Es wird zum Beispiel nicht oder nicht ausreichend beachtet, daß es im Organismus häufig Situationen gibt, in denen größere Mengen an Kalzium schnell zur Verfügung stehen müssen: bei ernährungsbedingter Unterversorgung mit Kalzium, bei Allergien verschiedenster Art, bei Entzündungen (Kalk „löscht" Entzündungen und dichtet Blutgefäße ab), beim Auffangen (Puffern) von ernährungsbedingten Säurefluten!

Bei der Standardbehandlung der Osteoporose findet die Übersäuerung des Organismus zu wenig Beachtung

Wenn solche Situationen häufiger auftreten, dann kommt der Organismus gar nicht mehr dazu, seine Reserven wieder aufzufüllen.

Außerdem nimmt mit zunehmendem Alter die Fähigkeit einer ausreichenden Kalziumaufnahme aus dem Darm ab, und spätestens dann wird – gepaart mit den anderen Situationen – ein chronischer Kalziummangel unabdingbar.

Werfen wir jetzt wieder einmal unseren Blick auf die Naturvölker (hier nur existiert für mich noch der *harmonisch* und in *natürlichen Rhythmen* lebende Mensch), dann müssen wir feststellen, daß dort kaum Probleme mit der Osteoporose existieren, sofern diese Völker keiner Mangelernährung unterliegen und sich auf natürlichem Wege ausgewogen ernähren können.

Bei Naturvölkern gibt es kaum Osteoporose

Spätestens bei der Betrachtung dieses Umstands sollte unsere Aufmerksamkeit wieder auf den Säure-Basen-Haushalt unseres Körpers gelenkt werden.

Seelische und nervliche Belastung, begleitet von den „Vorzügen moderner Zivilisationskost", führen immer deutlicher in die Übersäuerung und damit auch in das Krankheitsbild der Osteoporose.

Ist Fleisch wirklich ein Stück Gesundheit?

An dieser Stelle erscheint mir noch erwähnenswert, daß auch die moderne Tiermedizin den Säuregrad des Fleisches in pH-Werten mißt. Man hat herausgefunden, daß zu saures Gewebe beim Schlachtvieh zu einer minderwertigen Fleischqualität führt. Der Verbraucher klagt: Das Fleisch schmeckt nicht, kaut sich wie weicher Kaugummi, verliert beim Braten stark an

Zu saures Gewebe beim Schlachtvieh ergibt eine minderwertige Fleischqualität

Gewicht. So kommt es auch, daß Metzger und Tierärzte allein schon durch genaues Betrachten und Anfassen die verschiedenen Fleischqualitäten „aus Erfahrung" beurteilen können.

Man merke: Saures Fleisch beim Schlachtvieh mindert den Umsatz.

Leichengift

Außerdem beachte man noch folgende Betrachtung: Sobald ein Tier geschlachtet ist, beginnt im Fleisch der Abbaustoffwechsel, dessen Endprodukt man auch als *Leichengift* bezeichnet. Die ohnehin schon überlasteten Stoffwechselorgane des modernen Zivilisationsmenschen haben nun die Aufgabe, nach dem Genuß von Fleisch den Organismus wieder von diesem (Leichen-) Gift zu befreien. Dadurch wird besonders die Leber belastet.

Stoffwechsel bei Pflanzen

Bei Pflanzen läuft der Stoffwechsel noch einige Zeit weiter, und zwar so lange, wie die Pflanze frisch ist. Also ist es ratsam, Pflanzen möglichst in erntefrischem Zustand zu verzehren, weil dann die Wachstumsenergie und der Wachstumsstoffwechsel der Pflanze noch nicht erloschen sind.

Bringt man jedoch eine Nahrung in den Körper, deren Abbaustoffwechsel bereits begonnen hat, so wird diese auch hier in jedem Falle „Unordnung" stiften, indem zunächst immer häufiger akute Störungen (wie Sodbrennen, Völlegefühl, Blähungen, Durchfall oder Verstopfung) auftreten, aus denen sich dann mit der Zeit schwerwiegende chronische Erkrankungen entwickeln. Diese wiederum belasten den allgemeinen Kostenapparat enorm (1992 betrugen die Kosten für die Erkrankungen durch „Messer und Gabel" mehr als 10 Milliarden DM!).

Dennoch werden noch so kostspielige Behandlungsmethoden nichts bringen, solange man nicht das Übel an seiner Wurzel packt. Und hierzu gibt uns unser Organismus wertvolle Signale.

Mehr noch: Aus anfänglich immer häufiger akut auftretenden Störungen können sich mit der Zeit schwerwiegende chronische Erkrankungen entwickeln, die dann ihrerseits den allgemeinen Kostenapparat weiter enorm belasten, wo aber teure Behandlungsmethoden höchstens die Alibifunktion darstellen, wenigsten „alles versucht zu haben".

„Mahnbriefe“ vom Organismus

Gerade an diese Stelle paßt eine eher allgemeine Betrachtung über das Mahnsystems unseres Organismus, welches auf einfachste Weise mit dem Mahnsystem im täglichen Geschäftsleben übereinstimmt.

Beispiel Fernseher

Nehmen wir einmal an, wir kaufen uns einen neuen Fernseher, ohne das Geld dafür zu haben. Im Geschäft bitten wir nach dem Kauf um Lieferung gegen Rechnung. Gerät und Rechnung kommen am nächsten Tag. Da wir aber genau wissen, daß wir über keinen roten Heller verfügen (aber auch nicht das Geringste tun, um diesen Mißstand zu ändern), wandert die Rechnung in den Papierkorb.

Spätestens nach ein paar Tagen kommt ein höfliches Schreiben des Fernsehhändlers, dessen Text so oder geringfügig anders lauten könnte: „Verehrter Kunde! Ihrer geschätzten Aufmerksamkeit ist es sicherlich entgangen, die Rechnung vom ... zu begleichen. Wir ersuchen Sie höflich, dies doch bitte in den nächsten Tagen zu erledigen. Sollten sich dieses Schreiben und Ihre Überweisung gekreuzt haben, betrachten Sie das Schreiben bitte als gegenstandslos...“

Und so arbeitet der Körper

Unser Körper arbeitet ähnlich: Bei geringfügigen Verstößen gegen unsere Pflichten dem Körper gegenüber erhalten wir zunächst eine „höfliche Information“. Es kommt einer jener Tage, an denen wir nicht so „gut drauf“ sind. Wir übersehen aber einfach die Nachricht des Organismus; denn sie erscheint ja nur als eine kleine und scheinbar unbedeutende und wenig belastende funktionale Störung. Diese Störung aber wird auf der körperlichen Ebene sichtbar oder spürbar gemacht, indem wir eine körperliche Mißempfindung (z. B. Kopfschmerzen, Magendrücken usw.) feststellen. Wir beachten dieses Signal des Körpers nicht – ähnlich wie der Fernsehkunde das Erinnerungsschreiben auf die Rechnung mißachtete – und machen das Beste aus der Situation. Meistens hilft eine „Ersatzbefriedigung“ weiter, ein Täßchen Kaffee, ein Stückchen Kuchen, ein Zigarettchen, und die Welt scheint wieder in Ordnung.

1. Mahnung

Richtig allerdings ist, daß die nächste Mahnstufe vorprogrammiert ist, wenn wir an dieser Stelle die Rechnung nicht zahlen: Im Geschäftsleben folgt die „1. Mahnung“, und der Rechnungsbetrag erhöht sich um die Mahngebühren, während sich die „körperliche 1. Mahnung“ in Form einer akuten Erkrankung zeigt. Wir erkranken beispielsweise an einer Magenschleimhautentzündung, die uns einige Tage ausfallen läßt (also auch hier erhöht sich der „Rechnungsbetrag“ mit jeder Mahnstufe!).

Weitere Mahnung

Wieder erfolgt keine Bezahlung, und somit kommt es zu einer weiteren Mahnung. Nochmals erhöht sich im Geschäftsleben der Rechnungsbetrag um die neuerliche Mahngebühr, und auf körperlicher Ebene läuft das Programm auch in die nächste Stufe: Findet die „akute Bitte“ keine Beachtung, wird der zunächst akute entzündliche Prozeß chronisch. Der Organismus schickt eine Dauermahnung: Aus der akuten Magenschleimhautentzündung in unserem Beispiel entwickeln sich also chronische Magengeschwüre.

Letzte Mahnung

Während es nun im Geschäftsleben zur berühmten „3. und letzten Mahnung“ kommt (...und wieder erhöht sich der Rechnungsbetrag, denn die jeweiligen Mahngebühren steigen von Stufe zu Stufe!), kommt es im Körper bei einer Nichtbeachtung der Dauermahnung zu irreversiblen Schäden, zu Organveränderungen oder Krebs. In unserem Beispiel entsteht aus den Magengeschwüren ein Magenkrebs!

Sollte auch die letzte Mahnung nicht zur „Bezahlung der Rechnung“ (sprich: zu der erwünschten Änderung) führen, kommt im Geschäftsleben der Fernsehhändler und holt sich sein Gerät zurück; denn es bleibt ja laut Kaufvertrag „bis zur endgültigen Bezahlung sein Eigentum“. Auch im Körper nimmt die Sache ein Ende, welches dann so aussieht, daß der Bestatter mit einem Sarg anrückt; wir haben alle Signale des Organismus mißachtet und treten deshalb von der Bühne des Lebens ab!

An jeder Stelle besteht die Möglichkeit, das Signal des Körpers richtig zu deuten

Dabei wäre doch alles so einfach gewesen: An *jeder* Stelle des Mahnverfahrens besteht die Möglichkeit, die Rechnung zu zahlen, d. h. die not-wendige (= um die Not zu wenden) Änderung zu vollziehen, das Signal des Körpers richtig zu deuten und umzusetzen! Erfolgt dies – aus welchen Gründen auch immer – nicht, so haben wir die vollen Konsequenzen zu tragen. Die Natur ist in ihren Gesetzen einerseits immer fair, andererseits aber auch gnadenlos unerbittlich. Ein australisches Sprichwort faßt dies treffend in die Worte: „Wer heute den Kopf in den Sand steckt, knirscht morgen mit den Zähnen!“

Therapie der Übersäuerung

Wenn Sie die Ratschläge der vorherigen Kapitel berücksichtigen, dann haben Sie Ihre Zukunft schon fast gemeistert. Dazu reicht es jedoch nicht, den alten „Mist", den ganzen Ballast loszuwerden. Hier hilft nur eines: *konsequente Entsäuerung!*

In der Naturheilkunde wurden seit alters her immer Entsäuerungstherapien durchgeführt. Allerdings steht der moderne Zivilisationsmensch seit nunmehr Jahrzehnten unter immer größer werdenden Belastungen. Nicht nur Streß und hoher körperlicher Einsatz lassen uns sauer werden, sondern vor allem die Tatsache, daß wir immer weniger in unserem natürlichem Rhythmus leben können.

Die Naturheilkunde kennt Entsäuerungstherapien schon lange

Was den Naturvölkern noch vergönnt ist, opfern wir als Preis für die Zivilisation. Jeder Schichtarbeiter, aber auch viele selbständig Tätige, bei denen täglich Arbeitszeiten von 12–16 Stunden keine Seltenheit sind, aber auch Langstreckenflugreisende wissen von dieser gesundheitlichen Belastung (dem Übersehen der inneren Uhr, unseres natürlichen Rhythmus) zu berichten.

> Wie schon beschrieben, greift der Körper auch hier zur Säurepufferung in den verschiedenen Geweben auf seinen basischen Mineralspeicher, nämlich das Skelettsystem zurück.

Unter Inanspruchnahme verschiedener Mechanismen können sehr schnell große Mengen von Basenreserven aktiviert werden. Damit dieser Vorgang aber nicht zu häufig in Kraft tritt, müssen für eine wirksame Behandlung des Säure-Basen-Haushalts folgende Punkte berücksichtig werden:

Große Mengen von Basenreserven können schnell aktiviert werden

Das muß für eine wirksame Behandlung des Säure-Basen-Haushalts berücksichtigt werden

- Beseitigen von seelischen und nervlichen Mißständen in Form von Kummer, Angst, Ärger, Dauerstreß usw., wie bereits ausgeführt.
- Verringerung übersäuernder Nahrung und genügende Zufuhr basischer Stoffe mit Förderung ihrer Aufnahme im Darm.
- Reaktivierung und Unterstützung der natürlichen Ausscheidungsvorgänge über Darm, Niere, Lunge und Haut.
- Steigerung der allgemeinen körperlichen Abwehrkraft.

Säure- bzw. basenüberschüssige Nahrungsmittel

Maximal 20 % der Nahrung sollten aus säureüberschüssigen Nahrungsmitteln bestehen

Die vollständige Ausscheidung der im Stoffwechsel auftretenden Säuren setzt eine basenüberschüssige Kost voraus. Daher sollten maximal 20 % der zugeführten Kost aus säureüberschüssigen Nahrungsmitteln bestehen. Wird dieses Verhältnis nicht eingehalten, entwickelt sich zunächst eine noch rückbildungsfähige latente Übersäuerung, verbunden mit bereits zum Teil deutlichen Ausscheidungsstörungen.
Wird dann das Mißverhältnis nicht korrigiert, kommt es schließlich zu einer massiven Totalübersäuerung des gesamten Organismus, mit der Entwicklung zu kaum zu behebenden schweren Erkrankungen, wie z. B. Krebs, multipler Sklerose, Rheuma, Osteoporose usw.

> Wichtigste Maßnahmen bei allen Formen der Gewebeübersäuerung sind unbedingt eine Kostumstellung, eine Änderung der Eß- und Lebensgewohnheiten und die Hinwendung zu einer natürlichen Lebensweise, wie beispielsweise genügend körperliche Bewegung, ausreichender und erholsamer Schlaf, Abbau von überhöhtem körperlichem und/oder seelischem Streß.

Auch bei fortgeschrittener Übersäuerung kann eine konsequente Entsäuerung helfen

Selbst bei schon weit fortgeschrittener Übersäuerung vermag eine konsequente Entsäuerung, bewirkt durch Kostumstellung und Änderung der Lebensumstände, noch Hilfe und Linderung zu bringen. Allerdings sollten in diesem Falle dann noch basische Präparate zur Entsäuerung unter fachkundiger Aufsicht eingenommen werden.
Bei einer Ernährungsumstellung ist in erster Linie das richti-

ge Verhältnis zwischen einer basen- und säureüberschüssigen Kost ausschlaggebend: Mindestens 80 % der gesamten Nahrung sollten basenüberschüssig sein.
Hier nun eine Kurzaufzählung der wichtigsten säure- bzw. basenüberschüssigen Lebensmittel:

Säureüberschüssige Lebensmittel

Säureüberschüssig:

- Kaffee, Tee, Alkohol
- tierisches Eiweiß, wie z. B. Fleisch, Wurst, Fisch, Eier
- die meisten Milchprodukte (nicht die Milch selbst)
- Kohlenhydrate (Zucker, Süßigkeiten, alle Getreidearten außer Hirse und Dinkel, alle Backwaren außer Dinkelbackwaren)
- Nüsse (hier besonders Erdnüsse!)

Basenüberschüssige Lebensmittel

Basenüberschüssig:

- fast alle Gemüse (außer Rosenkohl, Artischocken, Wirsing und reife Erbsen)
- alle Blattsalate
- Milch (am besten roh und frisch)
- Obst (hier besonders süßes Obst, wie z. B. Bananen, Feigen, süße Äpfel, Birnen, Rosinen)

Eine weitergehende Auflistung wichtiger säure- bzw. basenüberschüssiger Lebensmittel finden Sie im Anhang dieses Buches (s. Seite 130 ff.).

Der Grundstein für eine funktionelle Störung des Verdauungsapparats wird meist schon in der Kindheit gelegt

Zu erwähnen ist noch, daß der Grundstein für eine schwere funktionelle Störung des Verdauungsapparats in den meisten Fällen bereits in der Kindheit durch falsch zusammengesetzte Kost gelegt wird. Die hieraus resultierende geschädigte Darmfunktion wird so zur zweitwichtigsten Ursache der Übersäuerung. Daher ist zur Behebung der Übersäuerung im Körper eine wiederholte (besser regelmäßige) Regenerationskur für den Darm unerläßlich.

Regenerationskur nach Dr. F. X. Mayr

Eine der besten Kuren für den erkrankten und geschädigten Darm (und die daraus resultierenden Krankheiten) ist die Regenerationskur nach Dr. F. X. Mayr. Hierbei handelt es sich um eine modifizierte Fastenkur, für die Mayr ein spezielles diagnostisches System ausgearbeitet hat, mit dem man jeden Schaden am Verdauungssystem erkennen und seinen Umfang beurteilen kann.
Daher möchte ich Ihnen im nächsten Kapitel das Fasten all-

gemein, insbesondere die Anschauungen Mayrs darüber, ein wenig näherbringen.

Betrachtungen über das Fasten

Wenn von Fastenkuren die Rede ist, hört man vielfach die Meinung, sie seien ein längst überholtes Heilverfahren. Verfüge doch die heutige moderne Medizin über so großartige technische und chemische Mittel, daß es reichlich unnötig erscheine, sich einer solchen Kur zu unterziehen, die an mittelalterliche Torturen erinnere. Heute schluckt man doch einfach diese oder jene Pillen, läßt sich bestrahlen oder wenn notwendig auch operieren und kommt so viel besser und bequemer ans Ziel.

Die Gesundheit wird vielfach als eine Art Ware angesehen, die man mit Geld oder einem Krankenschein beim Behandler oder in der Apotheke, vielleicht auch im Reformhaus, erwerben kann. Die Ansicht, man müsse selbst etwas zur Erlangung seiner Gesundheit beitragen, ist leider gar nicht populär, zudem schürt eine rührige pharmazeutische Industrie den Glaube, daß ihre Präparate (Tabletten, Injektionen, Zäpfchen, Salben oder Pulver) unsere Beschwerden praktisch mühelos beseitigen.

Die Ansicht, man müsse selbst etwas für seine Gesundheit tun, ist nicht populär

Nichts gegen die Nützlichkeit vieler Medikamente, die – am rechten Ort zur rechten Zeit angewandt – Hervorragendes leisten können. Sie können aber auch gefährlich werden, vor allem, wenn wir ihre Wirkung überschätzen und den Heilkräften, die in unserem Körper stecken, zu wenig, oft gar keine Bedeutung beimessen.

Kein Medikament kann heilen

Über *eine* Tatsache sollten wir uns im klaren sein: Kein Medikament, keine technische Prozedur, wie Operation, Bestrahlung usw., kann heilen, sie alle können bestenfalls die Bahn frei machen für die uns von der Natur gegebenen Kräfte, diese aus ihren Fesseln lösen, so daß sie sich wieder voll entfalten und eventuell entstandene Schäden reparieren können. So kann ja auch zum Beispiel der Chirurg nur das kranke Organ oder einen Krankheitsherd entfernen, normale anatomische Verhältnisse herstellen oder eine Entlastung schaffen. Dann aber muß er den Körper sich selbst überlassen, er muß den Kranken einige Zeit ins Bett legen, ihn schonen, so daß nun der „innere Arzt" im Körper die Wunden heilen, die Schä-

den reparieren, die Narben verheilen und die Gesundheit wiederherstellen kann.
Auch nichtoperative Methoden können den Heiltrieb des Körpers massiv fördern und unterstützen. Er allein muß die Oberhand gewinnen und die gestörte Ordnung wiederherstellen.
Bei allem Stolz auf die unbestreitbaren Errungenschaften der medizinischen Wissenschaft sollte man sich vor Augen halten, daß der Behandler nur Wegbereiter für die Gesundheit sein kann, indem er den Organismus entlastet, die körpereigenen Abwehrkräfte stärkt und durch ständige Kontrolle Zwischenfälle tunlichst ausschaltet.

Der Behandler kann nur Wegbereiter für die Gesundheit sein

Daher sollte sich die Arbeit des Behandlers nicht auf das Krankenbett beschränken. Es gehört meiner Ansicht auch mit zu seinen vornehmsten Aufgaben, die Gesundheitspflege zu fördern und die, die es hören wollen, darüber aufzuklären, daß es zweckmäßig und für die Erhaltung der Gesundheit notwendig ist, von Zeit zu Zeit dem Körper ein Ventil zu öffnen, ihn zu entlasten.
Die beste Entlastung für unseren Körper und also auch die beste Gesundheitspflege ist *Fasten*. Fasten als Heilverfahren ist heute wie früher von unschätzbarem Wert, denn es fördert unseren Heiltrieb in ungeahnter Weise. Es ist immer wieder erstaunlich, zu sehen, wie auch Leiden, die jahrelang allen anderen Behandlungsmethoden getrotzt haben, verschwinden oder sich wesentlich bessern.

Fasten ist die beste Gesundheitspflege

Man wird auch viel widerstandsfähiger. Sie können sich dann ruhig einmal verkühlen. Sie können sich auch unbeschwert ärgern, Sie werden nicht mehr gleich krank.

Fasten verstärkt die Widerstandskraft

Glauben Sie nicht, daß es einer übermenschlichen Willensanstrengung bedürfe, einige Zeit zu fasten. Die Erfahrung – auch am eigenen Leib – hat mich gelehrt, daß es gar nicht so schwer ist, einige Tage oder auch einige Wochen nichts zu essen. Hungergefühl und andere Beschwerden treten nur vorübergehend auf, um bald einem Gefühl der Frische und Sauberkeit Platz zu machen, kurz: *Eine Fastenkur ist jedem zumutbar*. Auch Ihrer Verdauung sollten Sie Ferien gönnen!

Eine Fastenkur ist jedem zumutbar

In einem Kurheim wird Ihnen die Anwesenheit Gleichgesinnter die Sache erleichtern; denn meist ergibt es sich, daß dort einige schon eine Fastenwoche oder mehr hinter sich haben und überraschenderweise noch immer am Leben sind. Sie fühlen sich sogar erstaunlich frisch und wohl, unternehmen Spaziergänge und sind vergnügt und guter Dinge.

Hören Sie nicht auf andere

Nehmen Sie es auch gelassen hin, wenn sich andere an die Stirn tippen: „Wie kann man nur dorthin gehen, wo man für sein gutes Geld so gut wie *nichts* zu essen bekommt?"
All die schrecklichen Dinge, die nach allgemeiner Anschauung das „Hungern" mit sich bringt, beruhen auf Vorstellungen von Leuten, die noch niemals mehrere Tage gefastet haben, also darin auch über keinerlei Erfahrung verfügen. Ohne Erfahrung aber sollte man sich kein Urteil und keine Prognose erlauben. Das muß ganz deutlich allen Miesmachern, zu denen leider auch mancher Kollege zählt, gesagt werden.
Auch über Fastenkuren sollte man sich erst bei entsprechender Erfahrung, auch am eigenen Leib, ein Urteil erlauben. Dank dieser Erfahrung kann ich sagen, daß Fasten nicht nur für Dicke, die sich um einige Kilo erleichtern wollen, nützlich ist. Auch bei Normal- und sogar Untergewicht werden die verschiedensten Leiden günstig beeinflußt und Beschwerden behoben.

Auch bei Normalgewicht werden die verschiedensten Leiden günstig beeinflußt

Gerade die Magersucht beruht meist darauf, daß die zugeführte Nahrung nicht richtig verwertet wird. Diese Störung aber wird durch die Kur behoben, so daß der Betreffende oft schon während der Kur, die natürlich entsprechend darauf aufgebaut werden muß, an Gewicht zunimmt. Ich habe das in meiner Praxis bereits bestätigt gefunden.

Magersucht kann durch die Kur behoben werden

Fasten ist vor allem deshalb eine so *hervorragende und absolut aktuelle Heilmethode*, weil die heute bei uns allgemein üblichen Koch- und Eßgewohnheiten in den allermeisten Fällen der Verdauung viel mehr zumuten, als diese leisten kann. Verdauungsstörungen sind dann unausbleiblich, unsere Gesundheit wird stetig und nachhaltig untergraben. Nicht umsonst mahnt ein arabisches Sprichwort: „Der Tod sitzt im Darm!"

Fasten ist eine hervorragende und aktuelle Heilmethode

Der Tod sitzt im Darm

Glauben Sie nicht, das ginge Sie nichts an, weil Sie bei bestem Appetit sind, täglich Stuhlgang und keinerlei Beschwerden von seiten der Verdauung haben. *Der Schein trügt; denn die landläufigen Verdauungsstörungen machen keine markanten Symptome und werden daher gar nicht bewußt,* sie bleiben auch dem Behandler bei der üblichen Diagnostik verborgen, es bedarf einer besonderen Methode, um sie aufzuspüren.

Dr. F. X. Mayr

Dr. Franz Xaver Mayr, der im September 1965 knapp vor Vollendung seines 90. Lebensjahrs starb, hat ein spezielles diagnostisches System ausgearbeitet, mit dem man jeden

Verdauungsschaden erkennen und seinen Umfang beurteilen kann. Aufgrund jahrelanger eingehender Beobachtungen fand er, daß jede Störung der Verdauung je nach Grad und Dauer mit charakteristischen Merkmalen am ganzen Körper einhergeht. Die Proportionen des Leibes verändern sich in bestimmter Weise, es ändert sich aber auch die Beschaffenheit und das Aussehen der gesamten Körperoberfläche, am deutlichsten erkennbar an der Gesichtshaut. Mit der Normalisierung der Verdauung gehen alle diese Veränderungen zurück, wobei sich der Körper einem Idealbild annähert, welches sich im Normalgewicht, in körperlich-geistiger Gesundheit, uneingeschränkter körperlicher Leistungsfähigkeit und blendender seelischer Verfassung ausdrückt.

Jede Verdauungsstörung geht mit charakteristischen Merkmalen am Körper einher

Idealbild des Körpers

Auf allen diesen Merkmalen hat Dr. Mayr sein diagnostisches System aufgebaut. Er hat uns dabei mit der erschreckenden und für viele unglaublich erscheinenden Tatsache konfrontiert, daß wir alle meist schon von Kindheit an beträchtlich verdauungsgeschädigt sind, auch wenn uns das noch nicht durch Beschwerden bewußt wird. Keine Beschwerden haben, bedeutet noch lange nicht, wirklich gesund zu sein!!

Mit seinem Idealbild vom gesunden Menschen steht Dr. Mayr durchaus nicht allein da. So kam zum Beispiel der Münchner Arzt *Dr. med. Johannes Ludwig Schmitt*, der als „Atemschmitt" bekannt wurde, über einen völlig anderen Weg (nämlich über den der natürlichen Atmung) und unabhängig von Mayr zu einem bis in die kleinsten Details gleichen Bild vom ideal gesunden Körper. Schmitt beweist anhand eines ausgedehnten Bildmaterials, wie sehr wir alle, unsere Jugend eingeschlossen, bereits krank sind.

Dr. med. J. Schmitt

Aber auch Künstler, die eine Idealfigur darstellen wollen, haben die gleichen Vorstellungen vom natürlichen Bau des menschlichen Körpers. Und schließlich geht aus Bewegungsstudien hervor, daß natürliche Bewegung mit dem oben erwähnten idealen Körperbau Hand in Hand geht.

Die Erkenntnis, daß unser aller Stoffwechsel mit mehr oder weniger großen Mängeln behaftet ist, wiegt deshalb so schwer, weil er eine zentrale Stellung für den ganzen Körper einnimmt, hier liegt sozusagen der *Schlüssel zu unserer Gesundheit.*

Unser Stoffwechsel ist mit Mängeln behaftet

Mayr, der als Knabe auf der väterlichen Alm Vieh gehütet hatte, hat mit intuitiv-einfachem Schauen und Denken viele wissenschaftliche Haarspaltereien in den Schatten gestellt.

Der Darminhalt ist für den Menschen wie das Erdreich für die Pflanze

Der Darminhalt, sagte er sich, ist für uns Menschen dasselbe, was das Erdreich für die Pflanzen ist. Der Unterschied besteht lediglich darin, daß wir, da wir uns frei auf dem Boden bewegen können und nicht, wie die Pflanze, fest mit ihm verwachsen sind, ein Stückchen davon in uns tragen müssen, eben den Darminhalt.

Die im Darm durch die Verdauungsfermente zerlegten Nahrungsstoffe werden von wurzelartigen Gebilden – die Medizin nennt sie Darmzotten – aufgenommen und mit dem Blut- und Lymphstrom im ganzen Körper verteilt.

Beispiel Gärtner

Was tut ein Gärtner, der sieht, daß eine Pflanze ihre Spannkraft einbüßt, die Blätter hängen läßt, nur noch spärlich blüht oder die Früchte vorzeitig verliert? Er sorgt in erster Linie dafür, daß der Boden, in dem die Pflanze wurzelt, in Ordnung kommt. Er wird ihn entsprechend düngen, aber auch dafür sorgen, daß er nicht zu feucht, nicht zu trocken und gut durchlüftet ist, um damit das für das Gedeihen der Pflanzen so wichtige Bakterienmilieu zu schaffen.

Der Gehalt an Nährstoffen ist jedenfalls nicht das allein Entscheidende; denn im sumpfigen Gelände gedeihen nicht nur minderwertige Pflanzen. Hier besteht ein Nährstoffüberschuß, werden doch mit dem Wasser alle lebensnotwendigen Stoffe in überreichlichem Ausmaß hineingespült. Infolge der Stauung dort zersetzen sich diese Nährstoffe aber derart, daß hochwertige Kulturpflanzen geschädigt werden und somit nicht mehr gedeihen können. Der Bauer sagt: „Der Boden ist sauer." Wenn er dann einen entsprechenden Abfluß schafft, die Stauung also beseitigt und damit den Boden saniert, wird ihm ein üppiges Wachstum gesunder Pflanzen diese Mühe bald lohnen.

Unser Darm ist von größter Bedeutung für die Gesundheit

Dieses Beispiel des Sumpfbodens soll Ihnen begreiflich machen, daß *die Verhältnisse in unserem Darm von größter Bedeutung für Gesundheit und Krankheit sind.*

Da der Verdauung eine Schlüsselstellung zukommt, hat es weittragende Folgen, wenn wir, wie leider allgemein üblich, daß Falsche zu viel, zu häufig und zu hastig essen. Magen und Darm werden dadurch überlastet, erschlaffen und weiten sich und arbeiten dann nur noch sehr träge. Der Stuhlgang kann dabei ganz normal sein. Die Speisen aber, die über Gebühr lange in diesen schlaffen Darmabschnitten verweilen, zersetzen sich genauso wie die Nährstoffe im Sumpf, es kommt zu einer umfassenden Schädigung durch Übersäuerung.

Wir wissen, daß Speisen, die längere Zeit an einem warmen Platz liegen, verderben. Eiweiß fault, Kohlenhydrate sowie Obst und Gemüse vergären. Kein vernünftiger Mensch würde sich einfallen lassen, solche verdorbenen Speisen zu essen, in der durchaus richtigen Meinung, daß das schädlich ist.

Es ist sehr nachteilig, der Verdauung zu viel zuzumuten

Wir bedenken aber nicht, daß im schlaffen und träge arbeitenden Darm dasselbe passiert und es daher höchst nachteilig ist, wenn wir unserer Verdauung mehr zumuten, als sie leisten kann. Das Heimtückische dabei ist, daß wir vorläufig von solcher Schädigung infolge Gewöhnung meist gar nichts spüren, aber auch wenn sie Beschwerden macht, vermuten wir keinen Zusammenhang mit unserer „klaglosen" Verdauung.

Zersetzungsprodukte haben eine starke Reizwirkung

Ebenso wie die Versumpfung des Bodens die Pflanzen schädigt, kommt es auch bei uns durch die Stauung im trägen Darm zu weittragenden Fernwirkungen; denn dabei bilden sich stets Zersetzungsprodukte, die eine starke Reizwirkung haben und daher unseren Körper belasten. Sie bereiten den verschiedensten Krankheiten den Weg, sind sozusagen der stete Tropfen, der den Stein höhlt.*

Andere Schrittmacher für Krankheiten

Daneben gibt es natürlich noch viele andere Schrittmacher für Krankheiten aller Art, so zum Beispiel alle Schmutzstoffe und Abgase, die sich in der Luft befinden und die vor allem der Großstädter stets einatmet. Auch der Lärm, der uns heute fast ständig umgibt, ist hier von Bedeutung. Ebenso wirkt sich alles, was auf unsere Psyche drückt (Ärger, Sorgen, Kummer, Aufregungen) und die allgemeine Hast der Zeit nachteilig auf unsere Gesundheit aus.

Regeneration der Abwehrkräfte

Mit einem ungeheuren Aufwand an Fachleuten und Apparaturen wird manchen Krankheiten, deren Ursache noch tief im Dunkeln liegt, zu Leibe gerückt, wobei der Erfolg oft in keinem Verhältnis zur aufgewandten Mühe steht. Der geheim-

*Näheres dazu finden Sie in dem Ratgeber „Gesunde Darmflora" von Gerhard Leibold, ISBN 3-926955-41-4, erschienen ebenfalls im Jopp-Verlag.

nisvolle, krankheitsauslösende „Faktor X" bleibt weiter verborgen. Da sollte man doch daran denken, daß es hier überhaupt keine isolierbare, spezifische Ursache gibt, daß diese Krankheiten vielmehr durch das Zusammentreffen einer Vielfalt ganz verschiedener Ursachen entstehen. Alles, was den Körper schwächt, ist ein Teil dieses Ursachenbündels.

Die vermeintliche Ursache einer Krankheit ist nur der letzte Anstoß

Aber auch wenn wir eine bestimmte Ursache für eine Krankheit gefunden zu haben glauben (z. B. Bakterien), erweist sich das meist als Überschätzung. Sie ist nämlich genaugenommen nur der letzte Anstoß, das berühmte Zünglein an der Waage. Das läßt sich sehr schön an einem Beipiel veranschaulichen:

Denken Sie an einen großen Bottich. Solange er leer oder nahezu leer ist, wird er beachtliche Mengen aufnehmen, von allen Seiten kann es hineinströmen, außerhalb des Bottichs bemerkt man nichts von der Füllung. Wenn dann der Bottich aber bis zum Rand gefüllt ist, genügt schon ganz wenig, er wird überlaufen, und in seiner Umgebung gibt es eine Überschwemmung.

Kaum anders ist das bei unserem Körper! Seine Abwehrkräfte können eine beachtliche Menge der verschiedenartigsten Belastungen abfangen. Es kommt vorläufig zu keinerlei sicht- oder fühlbaren Krankheitserscheinungen. Wenn aber ständig weitere Belastungen hinzukommen, wird es einmal soweit sein, daß alle Abwehrkräfte gebunden sind. Nun genügt schon der kleinste Auslöser, um eine Krankheit hervorzurufen. Sie kommt dann scheinbar aus voller Gesundheit.

Schuld daran ist aber nicht nur diese zuletzt hinzugekommene Belastung – die banale Infektion oder eine Erkältung als Auslöser für verschiedene Infektionskrankheiten bzw. der Ärger oder die Aufregung für den Herzinfarkt oder den Galleanfall, die Zugluft oder die jähe Bewegung für den Hexenschuß oder was es da sonst noch alles gibt –, sondern vor allem der Umstand, daß unsere Abwehrkräfte schon vorher bis zur Grenze des Zumutbaren in Anspruch genommen waren. Wir hatten eben keine *Belastungsreserven* mehr.

Wir haben keine Belastungsreserven

Am Beispiel des vollen Bottichs, der zum Überlaufen neigt, wollte ich Ihnen klar machen, daß unser Organismus bei einer geringen Belastungsreserve stets für Krankheiten verschiedenster Art anfällig ist. Es liegt daher in jedermanns Interesse, vorbeugend etwas für den eigenen Körper zu tun, das

Belastungsniveau zu senken, bevor wir krank werden. Darauf achten, daß *unser* Bottich nicht überläuft.

Beispiel Auto

Beim Auto ist es selbstverständlich, daß wir regelmäßig einen Service vornehmen, den Wagen abschmieren und das Öl wechseln lassen, auch wenn er noch nicht aus dem letzten Loch pfeift, scheppert, quietscht oder seine Leistung deutlich vermindert ist.

Ein regelmäßiger Service ist bei Menschen weitgehend unbekannt

Bei uns Menschen aber ist ein regelmäßiger Service weitgehend unbekannt. Erst wenn wir Symptome haben, wenn die Galle weh tut, wenn das Herz schmerzt, wenn wir Fieber, einen Ausschlag, eine Gelenkentzündung oder sonst irgendwelche Beschwerden haben, dann gehen wir zum Fachmann. Der soll dann den Schaden möglichst schnell wieder reparieren. Dem Behandler kommt dabei die Rolle einer Feuerwehr zu, wenn's brennt, soll er schnell löschen, das ist für uns das Wesentlichste.

Vorbeugen ist besser als heilen

Vorbeugen ist besser als heilen! Trachten wir also danach, unsere Gesundheit auf eine möglichst breite Basis zu stellen. Besser als durch jede Arznei gelingt das, wenn man möglichst viele Belastungen abbaut. Ein niedriges Belastungsniveau verschafft uns eine eiserne Gesundheit, wir werden dann praktisch nie krank.

Fasten beseitigt die Fehlverdauung

Damit bin ich beim Kernpunkt meiner Ausführungen. Einen Großteil der landläufigen Belastungen, die verpestete Luft, der das Nervensystem zerrüttende Lärm, ungünstige Klimaeinflüsse, Kummer, Aufregungen und vieles andere kann der Behandler nur selten ausschalten. Auch Bakterien und Viren entziehen sich oft weitgehend seinem Bestreben, dem ihm anvertrauten Patienten zu helfen. Die Belastung von seiten einer Fehlverdauung aber – ich habe Ihnen geschildert, daß wir eine solche praktisch bei jedem antreffen – ist sehr wohl zu beeinflussen. Fasten beseitigt die Fehlverdauung und Stoffwechselstörung, wir packen damit im wahrsten Sinne des Wortes das Übel an der Wurzel, bauen Belastungen ab, die sich umfassend schädigend auswirken müssen, weil sie

- 1. beständig einwirken und
- 2. von unserem Wurzelorgan, den Darmzotten, aufgenommen werden und sich auf direktem Wege im ganzen Körper verbreiten können

Eine Fastenkur stärkt die natürliche Abwehr unseres Körpers und ist somit – richtig durchgeführt – eine Universalwaffe gegen Krankheit schlechthin!

Wie verfährt nun die Schule des Dr. Mayr, um eine Fastenkur auf das Zweckmäßigste auszurichten? Es sind vor allem 3 Grundprinzipien, die ineinandergreifen und sich gegenseitig ergänzen, nämlich:

3 Grundprinzipien der Mayrkur

Schonung, Säuberung und **Schulung**

der als leistungsschwach erkannten Verdauungssäfte.

Schonung der Verdauungsorgane

Mit seiner Schonmethode geht Dr. Mayr einen grundsätzlich anderen Weg als die landläufigen Behandlungsmethoden, die fast durchweg davon ausgehen, ein träger Darm müsse durch kräftige Reize angetrieben und zu entsprechender Leistung gezwungen werden. Man irrt nämlich, wenn man glaubt, ein als „träge" angesprochener Darm sei grundlos unwillig und faul, und nun daraus folgert, daß man ihn mit möglichst massiven Reizen, Abführmitteln, grober Ballastkost usw. anspornen müsse.

Warum wird der Darm träge?

Denken wir noch einmal darüber nach, warum der Darm „träge" wurde. Es ist hier nicht anders als bei jedem anderen Organ. Wenn ihm mehr abverlangt wird, als er leisten kann, wird er zunächst arbeitsunwillig, schließlich arbeitsunfähig. Haben ein ständiges Überangebot an Nahrung, starke Würzen und Röststoffe, vor allem aber der Dauerreiz der gebildeten Säuren alle Kräfte unseres Darms erschöpft, dann arbeitet er nur noch langsam und träge. Nicht, weil er nicht *will*, sondern, weil er nicht mehr *kann*, er ist eben übermüdet, und seine Funktionen sind infolge Erschöpfung lahmgelegt.

Wir können die Verdauung nur steigern, wenn wir sie vorerst einmal schonen

Für die Verdauung gilt das gleiche, was uns bei anderen Funktionen selbstverständlich erscheint: Wir können ihre Leistung nur steigern, wenn wir sie vorerst einmal schonen. Erst danach können die verschiedenen Trainingsmaßnahmen, die eine Leistung abfordern, sinnvoll sein. Niemals kann einem völlig erschöpften Körper und ebensowenig einem gänzlich heruntergewirtschafteten Darm mit einer erzwungen Leistung auf die Beine geholfen werden.

Fasten ist die intensivste Schonung für die Verdauung und

Magen und Darm können alte Rückstände aufarbeiten

deshalb ein so hervorragendes Heilverfahren. Beim Fasten haben Magen und Darm Gelegenheit, die alten Rückstände aufzuarbeiten und schließlich auszuscheiden.

Milder Kräutertee

Während des Fastens verabreichen wir nur einen milden Kräutertee. Von Fruchtsäften sehen wir ab, weil es dabei zu Gärungen kommen kann, was dem Schonprinzip zuwiderläuft. In der individuell verschieden langen Fastendauer (3–4 Wochen und auch länger) geben wir dann 2mal täglich morgens und mittags eine milde Schonkost, die meist aus Milch besteht, zu der ein altbackenes Brötchen gekaut wird. Wichtig ist, daß alles gut eingespeichelt wird!

Milch und altbackenes Brötchen

Vielfach stößt man auf die Auffassung, das Kauen von alten Brötchen zusammen mit dem Genuß von Milch sei „die Mayrdiät". Aus vielen Veröffentlichungen des Dr. Mayr weiß ich, daß dieser vor allem das Fasten als souveräne Schonmaßnahme empfohlen hat, es ist also falsch, die „Mayrkur" mit „Milch-Brötchen-Kur" gleichzusetzen.

Die Mayrkur ist keine Milch-Brötchen-Kur

Wohl hat Dr. Mayr im Verlauf einer Kur gern die Milch-Brötchen-Diät verordnet, weil dabei bei geringster Belastung dem Körper mit der Milch wertvolle Nährstoffe zugeführt werden. Das ist vor allem bei Leuten wichtig, die sich keine Zeit für einen Kuraufenthalt nehmen können und während der Kur ihrer Arbeit nachgehen müssen.

Milch hat wertvolle Nährstoffe

Es gibt aber auch keine sture Mayrdiät und keine Schablone, stets wird die Diätform (wozu auch das Fasten gehört) den Erfordernissen angepaßt. Mit seiner speziell auf die Kur von ihm entwickelten Diagnostik (eine Erläuterung der Mayrdiagnostik würde den Rahmen dieses Buches sprengen) hat uns Dr. Mayr ein unübertreffliches Mittel in die Hand gegeben, alle unsere Maßnahmen und Verordnungen zu kontrollieren.

Die Diät wird den Erfordernissen angepaßt

Sie brauchen nicht zu befürchten, daß das Fasten Ihrem Herz, dem Nervensystem oder irgendwelchen anderen Organen schaden würde. Die oft nachteiligen Nebenerscheinungen bei Abmagerungskuren, bei welchen nur auf möglichst hohe Gewichtsabnahme geachtet und der Körper oft überfordert wird, dürfen kein Maßstab sein. Bei richtiger, nach den Prinzipien Mayrs durchgeführter Kur gibt es keine Schädigungen. Solche werden schon durch die täglichen Kontrollen beim Behandler vermieden. Natürlich müssen Sie sich genau an alle Weisungen halten.

Fasten schadet keinen Organen

Säuberung des Darms

Wenn von der Säuberung des Darms die Rede ist, denken die meisten an das Einnehmen von Abführmitteln oder an ein Klistier, eventuell auch an ein Darmbad. Sie glauben, daß man damit den Darm in kürzester Zeit säubern könne.

Die Darmsäuberung erfolgt bei voller Funktionstüchtigkeit aller Verdauungsleistungen

Das aber ist eine Rechnung ohne den Wirt, denn die Säuberung des Darms als Teil des lebenden Organismus ist nicht etwas Mechanisches, wie etwa das Putzen einer Röhre. Sie erfolgt nur bei voller Funktionstüchtigkeit aller Verdauungsleistungen und geht mit der Kräftigung seiner Funktion Hand in Hand, ebenso wie seine Verschmutzung stets ein Zeichen seiner Leistungsschwäche ist. Ein schlaffer, kraftloser Darm kann sich nicht säubern.

Abführmittel machen den Darm nicht leistungsfähiger

Abführmittel, die den schlaffen und verschmutzten Darm wohl im Augenblick zwingen, sich zu entleeren, machen ihn nicht leistungsfähiger. Im Gegenteil, nach diesem erzwungenen Einsatz seiner ohnehin nur noch spärlichen Kräfte wird der Darm noch schlaffer und weiter sein und nach kurzer Zeit noch mehr faulenden und gärenden Inhalt beherbergen als zuvor. Ich muß Sie daher dringend vor Abführmitteln jeder Art warnen!

Bittersalzlösung trinken

Um den Darm rein zu spülen, läßt Dr. Mayr während der Kur täglich morgens als erstes eine ziemlich warme Lösung von Bittersalz (Magnesiumsulfat) trinken. 1 gestrichener Teelöffel Salz wird in 1/4 Liter Wasser gelöst. Dies ist kein Widerspruch zu dem vorhin Gesagten; denn in dieser Konzentration ist das Salz kein Abführmittel im herkömmlichen Sinn. Es reizt den Darm praktisch nicht, berieselt ihn nur, löst und spült dabei die Schmutz- und Schlackenstoffe heraus.

Es sei noch darauf hingewiesen, daß *rein* nicht unbedingt bedeutet, daß der Darm auch *leer* sein müsse. Bedenken Sie: Füllung und Leere sind der Ausdruck verschiedener Funktionsstadien des Darms.

Die unteren Abschnitte des Dickdarms sind Kotreservoir

Besonders die unteren Abschnitte des Dickdarms sind Kotreservoir, das im allgemeinen nur alle 24 Stunden einmal entleert wird, man kann allein aus dieser Füllung nicht zwangsläufig auf Verschmutzung schließen.

Die Drüsen des gesunden Dickdarms produzieren einen glasigen Schleim, der den im absteigenden Dickdarmabschnitt bereits ziemlich eingedickten Kot einhüllt, die Darmwand selbst bleibt dabei rein. Das zeigt sich dann auch beim Stuhlgang: Der After bleibt sauber, der wirklich Darmgesunde braucht also kein Toilettenpapier.

Der Darmgesunde benötigt kein Toilettenpapier

Wenn uns das neu erscheint, so ist das darauf zurückzuführen, daß wir eben alle bereits mehr oder weniger verdauungsgeschädigt sind. Dr. Mayr hat den Verbrauch an Toilettenpapier als Indikator für den Grad der Verschmutzung (und Erkrankung) des Darms bezeichnet. Auch bei allen in Freiheit lebenden gesunden Tieren bleibt der After sauber.

Schulung der Kautechnik und Darmtätigkeit

Es würde den Rahmen dieser Ausführungen sprengen, wollte ich hier über dieses wichtige Prinzip erschöpfend berichten. Nach der von Dr. Mayr ersonnenen und heute von allen seinen Schülern angewandten Methode drückt der Behandler zart im Rhythmus der Atmung auf die weiche Bauchdecke des zu Behandelnden. Damit hilft man dem Darm, die alten Rückstände fortzuschaffen und alle seine Funktionen zu verbessern, gleichzeitig fördert es die Durchblutung der Baucheingeweide und unterstützt Atmung und Kreislauf.

Der Behandler drückt auf die Bauchdecke des Patienten

Der Begriff Schulung umfaßt ebenfalls die „Kau"-Schulung. Hiermit ist gemeint, daß wir lernen sollen, wieder gründlich zu kauen (pro Bissen etwa 30- bis 50mal). Ein intensives Kauen hat wiederum ein gründliches Einspeicheln zur Folge. Maximal zerkleinerte und eingespeichelte Speise ist die beste Voraussetzung für einen optimalen Stoffwechsel.

Gründliches Kauen ist wichtig für einen optimalen Stoffwechsel

Was geschieht im Organismus?

Nun in groben Umrissen ein Überblick, wie sich eine solche Kur im einzelnen auswirkt:

- Allen Verdauungskrankheiten (Gastritis, Magen- und Zwölffingerdarmgeschwür, Dickdarmentzündungen, aber auch Leber- und Gallenleiden) wird der Boden entzogen. Die Verdauungsleistung wird beträchtlich gesteigert, wodurch die Nahrung besser ausgenutzt wird. Eine relativ bescheidene Mahlzeit macht uns bereits satt. Mag das auch manchen, die der Völlerei huldigen, als Nachteil erscheinen, es bringt jedoch unsere Eßinstinkte auf ein anderes

Die Verdauungsleistung wird beträchtlich gesteigert

Niveau und steigert somit den wahren Genuß am Essen. Auch wird unser Verdauungsapparat entlastet. Darmfäule und Gärung werden eingeschränkt. Das aber verbessert die gesamte Ernährungssituation.

> Wir ernähren uns nämlich nicht von dem, was wir verzehren, sondern von dem, was unsere Verdauung daraus macht.

Die Verdauungsleistung ist ein wesentlicher Ernährungsfaktor

Die Verdauungsleistung ist also ein wesentlicher Faktor für unsere Ernährung. Natürlich ist es wichtig, daß unsere Nahrung neben den entsprechenden Kalorien alle lebenswichtigen Vitamine, Vitalstoffe und Mineralien enthält. Für den tatsächlichen Ernährungswert entscheidend aber ist nur das, was unser Körper aus all dem Angebot herausholen kann. Der Nutzen selbst der hochwertigsten Nahrung aber bleibt aus, ja, er verkehrt sich ins Gegenteil, wenn unsere Verdauungskraft damit überfordert wird.

Alle Ernährungsvorschriften, die die Verdauungsleistung unberücksichtigt lassen, helfen nicht

Daher sind alle Ernährungsvorschriften, die die Verdauungsleistung unberücksichtigt lassen, eine Rechnung ohne den Wirt und vermitteln uns ein falsches Bild, unsere Vorstellung über „gesunde Ernährung" bleibt ein Torso.

> Diese Tatsache erkennen und danach handeln, ist das beste Mittel, Krankheiten aller Art vorzubeugen.

Das gesamte Darmpaket wird kleiner

- Durch die Säuberungsmaßnahmen während der Mayrkur wird das gesamte Darmpaket wesentlich kleiner, vor allem dadurch, daß die Blähungen verschwinden. Der Druck im Bauchraum sinkt ab. Damit entfällt ein wesentliches Abflußhindernis für das Blut aus den unteren Körperpartien, Krampfadern, Venenentzündun, Hämorrhoiden bilden sich zurück. Auch bei Eingeweidebrüchen, bei Frauen mit Scheiden- und Gebärmuttervorfall, Harnträufeln oder Unterleibsentzündungen wirkt sich eine solche Druckverminderung überaus günstig aus.

Das Zwerchfell kann sich freier bewegen

- Auch das Zwerchfell, das den Bauchraum nach oben abgrenzt, wird vom Überdruck befreit und kann sich nun bei der Atmung viel freier und ausgiebiger bewegen. So werden die Lungen besser durchlüftet, es kommt mehr Sauerstoff hinein, mehr Kohlensäure wird abgegeben. Das Lebenselixier Sauerstoff, das den Körper und alle seine

Zellen nun vermehrt durchdringt, facht alle Lebensenergien an. Daneben werden weit günstigere Bedingungen für die Atmungsorgane geschaffen, u. a. wird chronischer Bronchitis und Asthma der Boden entzogen.

Ein Zwerchfellhochstand wird beseitigt

- Durch die Verkleinerung des Bauches werden auch ein eventueller Zwechfellhochstand und die damit verbundene Querlage des Herzens beseitigt, überdies befördert die Pumpwirkung des ungehindert auf und nieder gehenden Zwerchfells das in den Bauchorganen befindliche Blut zur Leber und zum Herzen. So wird das Herz beträchtlich entlastet, der Kreislauf unterstützt, was sich besonders bei Herz-Kreislauf-Erkrankungen wohltuend bemerkbar macht.

Günstiger Einfluß auf die Wirbelsäule

- Die Entlastung der Bauchorgane hat einen nachhaltig günstigen Einfluß auf die Statik und den Bewegungsablauf der Wirbelsäule. Wir sehen daher immer wieder, daß Fehlhaltungen und Wirbelsäulenbeckenbeschwerden behoben oder wesentlich gebessert werden.

Verblüffende Wirkung bei Rheuma, Bluthochdruck und anderen Erkrankungen

- Der Darm ist neben den Nieren, den Lungen und der Haut ein wichtiges Ausscheidungsorgan. Ist er träge und verschmutzt, stauen sich mehr oder weniger reichlich Stoffwechselabfälle (Schlacken) im ganzen Körper an. Das fördert Rheuma, Bluthochdruck, Erkrankungen der Nieren, des Nervensystems und Stoffwechselleiden aller Art. Es beeinträchtigt die Drüsenfunktionen, so daß es zu Fett- oder Magersucht, zu Diabetes, Basedow und anderen Erkrankungen kommen kann. Oft sind auch Erkrankungen der Haut und der Schleimhäute (z. B. Scheidenfluß der Frauen) Folgen der Überschwemmung des Körpers mit giftigen Stoffwechselprodukten. Die Darmsanierung hat bei allen diesen Leiden eine oft verblüffende Wirkung.

Die Zeugungsfähigkeit wird gehoben

- Die Zeugungsfähigkeit wird gehoben. Ebenso wie Pflanzen, die in schlechtem Boden wurzeln, sich nicht vermehren können, leiden die Fortpflanzungsträger Samenzelle und Ei des Menschen unter den Zersetzungsstoffen, die vom trägen Darm ausgestreut werden. Ich habe erlebt, daß in einer jahrelang unfruchtbaren Ehe, genau 9 Monate, nachdem beide Ehepartner eine Mayrkur absolviert hatten, ein gesundes Kind zur Welt kam. Eine rechtzeitig durchgeführte Kur wirkt sich auch günstig auf das Gedeihen der heranwachsenden Frucht im Mutterleib aus, verhindert Komplikationen bei Schwangerschaft, Geburt und Wochenbett und fördert das Stillvermögen.

Die geistigen Kräfte werden gestärkt

- Die geistigen Kräfte werden gestärkt. Vergeßlichkeit schwindet, man wird schneller im Denken, kann sich leichter konzentrieren und das Wesentliche seiner Aufgabe erfassen. Das kommt zum Teil auch dadurch, daß der Schlaf besser und erholsamer wird, man erwacht frisch und klar.

Positive Beeinflussung der psychischen Kräfte

- Auch auf die psychischen Kräfte wirkt sich die Entlastung äußerst positiv aus. Mißmut, schlechte Laune und Depressionen weichen einer positiven Einstellung zu allen Dingen des Lebens.

Die Kur sollte eine Wende sein

Mit einer solchen Kur allein ist's aber nicht getan. Wir müssen uns auch nachher entsprechend verhalten, manche alten, liebgewonnenen Gewohnheiten ablegen. Die Kur sollte keine Episode, sondern eine Wende sein!
Die nachfolgenden Empfehlungen gelten auch für diejenigen, die – aus welchem Grunde auch immer – sich keiner Kur unterzogen haben. Die Umstellung wird aber nach einer Kur sehr viel leichter fallen.

Die Kur sollte nicht ohne fachmännische Begleitung durchgeführt werden

An dieser Stelle möchte ich noch einmal eindringlich darauf hinweisen, daß dringend davon abzuraten ist, die Kur ohne medizinische Begleitung durch einen speziell ausgebildeten Mayr-Therapeuten durchzuführen. Wenn es einen solchen in Ihrer Nähe gibt, ist es kein Problem, bei ihm eine Kur ambulant durchzuführen. In allen anderen Fällen sollte die Kur in einem eigens dafür eingerichteten Kurheim oder Sanatorium vorgenommen werden.

Wie wirkt die Regenerationskur nach Dr. F. X. Mayr?

Die Reinigung der Verdauungsorgane bewirkt Entschlackung, Entsäuerung und Regeneration

Die Regenerationskur nach Dr. F. X. Mayr ist ein natürliches Heilverfahren, das über die Reinigung der Verdauungsorgane auf Entschlackung, Entsäuerung, Gesundung und Regeneration des gesamten Menschen hinwirkt. Nach Dr. Mayr gibt es heute keinen Menschen, der so gesund ist, wie er sein könnte, wenn sein Verdauungsapparat vollkommen in Ordnung wäre.
Die Schlüsselposition des Verdauungsapparats für die gesam-

te Gesundheit ergibt sich daraus, daß er sozusagen das „Wurzelsystem der Pflanze Mensch“ darstellt. Das heißt, daß für den Ernährungs- und Gesundheitszustand des Menschen sein Verdauungsapparat genauso wichtig ist wie die Wurzel für den Zustand der gesamten Pflanze. Die Ergebnisse der Regenerationskur nach Dr. F. X. Mayr beweisen eindeutig Zusammenhänge.

Krankheitsvorsorge, Vorbeugen gegen verfrühte Alterungs- und Aufbrauchprozesse, vorzeitiger Leistungsabfall

Schadstoffe und Säuren vermindern die Organleistungen

Stoffwechsel-, Fremd- und Schadstoffe, vor allem aber Säuren, die sich schon oft von frühester Jugend an (und mit zunehmenden Jahren vermehrt) in Gefäßen, Gelenken, Geweben ablagern, vermindern allmählich die Organleistungen. Widerstandskraft, Vitalität und Lebensfreude verringern sich – Krankheits-, Degenerations-, Alterungs- und Aufbrauchprozesse treten auf. Unlust, vorzeitiger Leistungsabfall, Vergeßlichkeit und andere Beschwerden stellen sich ein, während wichtige Funktionen, wie Hören, Sehen, Sexualität, nachlassen.

Die Mayrkur mobilisiert die Ablagerungen und scheidet sie über den Darm aus

Die Regenerationskur nach Dr. F. X. Mayr wirkt hier ursächlich vorbeugend und heilend. Sie erzielt Mobilisierung der schädlichen Ablagerungen und deren Ausscheidung aus dem Körper über den aktivierten Darm, über Nieren, Lunge und Haut.

Die Gesundheit wird durch Entsäuerung angehoben

Diese Generalreinigung des Organismus – wie sie schon die alten Ärzte gefordert haben – befreit den Menschen von Giftstoffen und Ablagerungen, verbessert seine Funktionen, hebt die Gesundheit durch tiefgreifende Entsäuerung an und führt – wo noch möglich – zu echter Regeneration und Verjüngung.

Übergewicht und Folgezustände

Ernährungsbedingte Krankheiten

Übergewicht, Folgezustände und weitere Risikofaktoren, begonnen bei zu hohem Cholesterinspiegel bis zu Bluthochdruck, Verkalkung, Schlaganfall, Herzinfarkt, Fettleber, Fettembolie, Diabetes, Gicht usw. sind fast immer ernährungsbedingt. Darmreinigung, Entsäuerung und Gewichtsverminderung sind jedoch im Alltag – allein auf sich gestellt – schwer erzielbar und noch schwerer auf Dauer haltbar. Hingegen bereitet allen auch sehr nahrungsabhängigen Wohlstandsbauchbesitzern die Durchführung der Regenerationskur nach Dr. F. X. Mayr keine Schwierigkeiten.

Nach 2–3 Kurtagen ist das Eßbedürfnis verschwunden

Nach 2–3 Kurtagen ist das Eßbedürfnis geschwunden und durch zunehmendes Wohl- und Befreiungsgefühl ersetzt. Die Begeisterung wächst mit zunehmendem Selbstvertrauen, zunehmendem Gewichtsverlust und Schwinden von Beschwerden. Nach der Regenerationskur nach Dr. F. X. Mayr fällt die Neuorientierung der künftigen Ernährungs- und Lebensweise unvergleichlich leichter als zuvor.

Herz- und Kreislaufstörungen, Bluthochdruck und -unterdruck

Günstige Beeinflussungder Herz-Kreislauf-Situation

Eine günstige Beeinflussung der Herz-Kreislauf-Situation durch die Regenerationskur nach Dr. F.X. Mayr ist an vielen tausend Mayrkurpatienten nachweisbar. Daß sich ohne Anwendung der üblichen Medikamente allein durch die Kurbehandlung Herz-Kreislauf-Störungen verbessern lassen, ist nicht auf eine kurbedingte Gewichtsreduktion zurückzuführen. Vor allem die Entsäuerung von Herzmuskel und Gefäßen ist dabei sehr wesentlich.

Bluthochdruck sinkt während der Regenerationskur

Auch der noch nicht fixierte Hochdruck sinkt während der Regenerationskur deutlich ab, während sich ein Unterdruck oft erst einige Zeit nach Kurende zu verbessern pflegt.

Auch das Buchingerfasten erzielt gute Erfolge

Meiner Erfahrung nach eignet sich die Mayrkur als allgemeine Regenerationskur am besten, was nicht heißen soll, daß sich nicht auch mit anderen Fastenkuren, wie z. B. das Buchingerfasten, zufriedenstellende Erfolge erzielen lassen.

Grundsätzliches über bewußte Eß- und Lebensgewohnheiten

Die Ernährungslehre ist ständig in Fluß

Wie jede Wissenschaft, ist auch diejenige über unsere Ernährung ständig im Fluß, unsere heutigen Erkenntnisse, die Vitaminlehre, das Wissen um die Notwendigkeit von Mineralstoffen und Spurenelementen, wird in 10 oder 20 Jahren weit überholt sein. Dann erst werden wir erkennen, daß wir uns in vielen Belangen falsch ernährt und dadurch manche Krankheit gefördert haben. Eine *nur* nach wissenschaftlichen Erkenntnissen zusammengestellte Kost ist daher zwangsläufig unvollkommen.

Eine nur nach wissenschaftlichen Erkenntnissen zusammengestellte Kost ist unvollkommen

Glauben Sie nicht, daß es ein allgemein gültiges Schema gibt, was und wieviel wir essen sollen. Ein altes Sprichwort sagt: „Was dem Schmied nutzt, zerreißt den Schneider." Wer arbeitet wie ein Drescher, kann und soll auch essen wie ein solcher. Über jeder Bücherweisheit steht unser Instinkt, der uns weitgehend verlorengegangen ist. Ihn müssen wir wieder kultivieren und dazu erziehen, daß er zum Regler und Wähler der Nahrungs- und Lebensmittel wird.

Es gibt kein allgemein gültiges Schema, was wir essen sollen

Dazu ist es vor allem nötig, daß wir einige allgemeine Regeln, wie man essen soll, beachtet:

Regeln, wie man essen soll

- *Ausgeruht* zur Nahrungsaufnahme setzen! Entspannung und Ruhe vor dem Essen ist wichtiger als ein Mittagsschläfchen nacher!
- *Gut kauen!* So lange, bis alles bestens durchgearbeitet ist. Vorsicht bei allen Speisen, die das Kauen unnötig erscheinen lassen, wie Breie, Teigwaren, Soßen, Suppen.
- *Gut einspeicheln!* Die Verdauung beginnt im Mund!
- *Nicht schlingen!* Sie muten sonst dem Magen-Darm-Trakt zuviel zu, was Gärung und Fäulnis Vorschub leistet.
- *Nicht zu viel essen.* Aufhören, wenn sich das erste Gefühl einer angenehmen Sättigung einstellt. Der biblische Apfel ist ein Symbol dafür, daß uns jedes Zuviel aus dem Paradies der Gesundheit vertreibt.
- *Nicht zu häufig essen.* Sokrates vertrat bereits die Meinung, daß es barbarisch sei, öfter als zweimal am Tag zu essen, andere Publikationen empfehlen 5 oder mehr kleinere Mahlzeiten am Tag. Wie so oft, liegt auch hier die Wahrheit in der Mitte: Sie sollten unbedingt dem Magen Zeit lassen, eine Mahlzeit *vollständig* zu verarbeiten, bevor Sie wieder essen. Dazu braucht's aber im Durchschnitt 5 Stunden. Jedes Dazwischen-Essen, auch wenn es nur ein Apfel oder eine Nascherei ist, zersplittert unsere Verdauungskräfte.
- *Beachten Sie den Verdauungsrhythmus!* Leider ist es weitgehend unbekannt, daß die Verdauungsleistung einem vom vegetativen Nervensystem gesteuerten tageszeit-

lichen Rhythmus unterworfen ist. Dieser bewirkt, daß sie vom frühen Morgen bis mittags ansteigt, dann aber fällt sie ab, so daß abends und nachts bis etwa 3 Uhr morgens praktisch Verdauungsruhe herrscht (Der Darm geht mit den Hühnern schlafen und steht mit den Hühnern auf!).

Das Frühstück ist eine besonders wichtige Mahlzeit

Daher ist das Frühstück eine besonders wichtige Mahlzeit. Dagegen wirkt sich eine abendliche Mahlzeit nur in den seltensten Fällen nützlich aus; denn die Gefahr der Zersetzung ist während der Verdauungsruhe besonders groß. Bei Eiweißprodukten ist das weniger gefährlich; denn durch die Säure des Magens wird Eiweiß konserviert. Gärungsvorgänge aber sind nachts besonders aktiv, daher sollte man abends keinesfalls güranfällige Speisen, wie Obst, Gemüse, Salate, Kompott, Teigwaren oder Süßspeisen, essen.

Abends kein Obst essen

Es ist außerordentlich zu bedauern, daß die alte Bauernregel: „Ein Apfel morgens ist Gold, mittags Silber, abends Blei" weitgehend in Vergessenheit geraten ist. Schuld daran ist wohl vor allem der heute allgemein verbreitete Vitaminrummel. Wir glauben, uns und unseren Kindern mit abendlichem Obstgenuß etwas Gutes zu tun, in Wirklichkeit aber vermindert das die körperliche und geistige Leistungsfähigkeit beträchtlich, außerdem legen wir damit den Grundstein für künftige Krankheiten.

- *Meiden Sie scharfe und allzu pikante Speisen!* Der Eigengeschmack der Speisen mobilisiert die zu Ihrer Verdauung erforderlichen Fermente, starke Würzen, aber auch scharfe Röstprodukte (wie z. B. Kaffee, stark gebratenes Fleisch, fettige Bratkartoffeln, Paprikachips), die jeden spezifischen Eigengeschmack übertünchen, führen zur Fehlsteuerung der Verdauung.
- *Widmen Sie sich mit ganzer Hingabe dem Essen.* Während des Essens keine Zeitung lesen, nicht fernsehen, keine ablenkenden Gespräche, keinen Ärger! Erfreuen Sie sich bereits beim Anblick und Geruch der Speisen. Sie werden dann viel leichter die richtige Beziehung zu allem, was Sie essen, finden. Versuchen Sie, alle Geschmacksqualitäten der Speisen voll zu erfassen, Sie lernen damit, die Spreu vom Weizen zu sondern.
- *Kultivieren Sie Ihren Geschmackssinn.* Erfreuen Sie sich nun an möglichst einfachen Speisen, essen Sie nur, was

Ihrem nunmehr verbesserten Geschmackssinn zusagt. Der Genuß am Essen soll zum Erlebnis werden.

Was soll man essen? – Wo ist Zurückhaltung geboten?

Dazu können hier nur einige Anhaltspunkte gegeben werden, alles andere bleibt Ihrer Phantasie und Kochkunst überlassen.

Milch ist ein wichtiger Bestandteil einer gesunden Ernährung

Milch ist wichtiger Bestandteil einer gesunden Ernährung, und zwar Frischmilch oder Biomilch; abzuraten ist von ultrahocherhitzter (sogenannter homogenisierter) Milch, da durch diese Bearbeitung der Milch die meisten Vital- und Nährstoffe zerstört werden. Diese H-Milch ist zwar haltbarer, aber erheblich minderwertiger als weitgehend unbehandelte Frischmilch. Allerdings zeitigt die vielfach verbreitete Auffassung, Milch sei ein Getränk, und man könne sie verwenden, um damit den Durst zu löschen, verhängnisvolle Folgen. Sie gerinnt – so genossen – im Magen zu Klumpen, mit denen die Verdauung dann nicht ohne weiteres fertig werden kann. Um das hochwertige Lebensmittel Milch nutzbringend verwerten zu können, muß sie im Mund gut eingespeichelt werden. Man esse daher zur Milch zweckmäßig ein Stück Brot (unsere Vorfahren tunkten häufig ein Stück trockenes Brot in die Milch).

Milch ist kein Getränk zum Durstlöschen

Obst, Gemüse und Salate sind unentbehrliche Nahrungsmittel

Obst, Gemüse und Salate sind wichtige, nicht nur für Vegetarier unentbehrliche Nahrungsmittel. Es empfiehlt sich, jede Mahlzeit mit einer rohen Frucht oder Blattsalat zu beginnen. Nur rohe pflanzliche Nahrungsmittel enthalten nämlich bestimmte Fermente, die die Verdauung richtig in Schwung bringen. Wenn Blähungen auftreten, ist das immer ein Zeichen, daß die Verdauung nicht mit der Rohkost fertig wurde und eine unheilbringende Gärung in Gang ist. Dann muß der Rohanteil entsprechend reduziert werden. Aber auch bei gekochten Früchten und allen Gemüsesorten sollte man wegen ihrer Gäranfälligkeit Maß halten. Wenn ordnungsgemäß verdaut ist, ist weniger oft mehr!

Dem oft gehörten Einwand: „Mit einer Fruchtpresse geht es doch viel einfacher, die erspart mir doch diese mühselige

Der ausgepreßte Fruchtsaft ist nicht so wertvoll

Arbeit des gründlichen Kauens. Trinken ist doch wesentlich wohlschmeckender und bequemer!“ ist zu entgegnen: Der mit der Presse gewonnene Fruchtsaft oxidiert durch den Sauerstoff der Luft schon nach kurzer Zeit und ist dann nicht mehr so wertvoll.

Speisen müssen gut eingespeichelt werden

Viel schwerer wiegt aber noch, daß Ihr Geschmacks- und Tastsinn im Mund mit dem Saft nicht in richtige Beziehung treten kann, denn Sie schlucken ihn meist schnell. Sie trinken ihn wie jede andere Flüssigkeit. Wir können aber nur das ordnungsgemäß verdauen, was zunächst gut eingespeichelt wurde, wodurch unser Geschmackssinn in enge Beziehung zum Genossenen treten konnte. Das geschieht nur, wenn wir die Frucht als Ganzes (also mit dem Fruchtfleisch als Ballaststoff) zu uns nehmen.

Süßen und weiche Obstsorten sind gefährlich

Keine Pflaumen essen

Gefährlich, weil leicht vergärbar, sind alle besonders süßen und weichen Obstsorten, allen voran die *Pflaumen*. Schon eine einzige Pflaume vermag eine beträchtliche Gärung auszulösen, weil ihre Kombination von Fruchtsäure und Fruchtzucker in Verbindung mit den Verdauungssäften besonders nachhaltige Gärprozesse auslöst. Sie steckt den übrigen Magen- und Darminhalt damit an und verwandelt ihn in eine unheilbringende Maische. Hüten Sie sich also vor Pflaumen, essen Sie sie nur gedörrt oder als Kompott, wenn die Früchte vorher geschält wurden. Bereits Hildegard von Bingen klassifizierte die Pflaumen im 13. Jahrhundert als „Küchengift“.

Süßkirschen und Aprikosen vergären leicht

Sauerkirschen sind empfehlenswert

Auch andere Steinobstsorten, wie z. B. *Süßkirschen und Aprikosen,* vergären leicht und sollten daher nur selten und in sehr bescheidenen Mengen gegessen werden. *Sauerkirschen* sind hingegen viel leichter verdaulich, weil ihre Fruchtsäure im menschlichen Organismus basisch wirkt.

Beerenobstsorten belasten die Verdauung

Alle *Beerenobstsorten* (Schwarz- oder Heidelbeeren, Preiselbeeren, Himbeeren, Brombeeren und Johannisbeeren) enthalten feine Körnchen, die die Verdauung belasten und daher nur vom „Darmgesunden“ ohne Beschwerden vertragen werden.

Regelmäßig Salate essen

Auch *Salate*, vor allem solche, die aus rohen Früchten, Blättern oder Wurzeln bereitet werden, sollten regelmäßig auf Ihrem Speisezettel erscheinen.

Tomaten und Paprika

Hier wären auch die *Tomate* und die rote oder gelbe *Paprika* als nicht nur nützliche, sondern auch köstliche Früchte zu nennen (möglichst aus biologischem Anbau, jedoch nicht als holländische Importware; denn die Holländer sind wahre Weltmeister in der Zusammenstellung und Anwendung von höchst bedenklichen Mischungen an Kunstdünger und nicht artgerechter Produktion von Tomaten, Gurken, Salaten und Kartoffeln!). Sie können sie als Salat, im Naturzustand oder leicht überbrüht genießen.

Keine holländischen Importwaren essen!

Gurkensalat ist sehr schwer verdaulich, nicht sehr verdauungskräftige Personen sollten ihn daher ganz meiden.

Gurkensalat ist schwer verdaulich

Zur Zubereitung des Salats verwenden Sie am besten kaltgepreßtes Öl (z. B. Distelöl, Weizenkeimöl, Olivenöl) und Zitronensaft, der bekömmlicher als Essig ist.

Zubereitung des Salats

Von allen Gemüsen sind *Karotten* am besten verdaulich. Auf der Verdaulichkeitsskala folgt in einigem Abstand der *Spinat*, danach *grüne Bohnen, Spargel, Erbsen, Linsen* und *Kraut.*

Karotten sind von allen Gemüsen am besten verdaulich

Sauerkraut kann, obwohl man von ihm sagt, daß es den Darm so schön ausputze, gerade wegen dieser Eigenschaft – es hat eine peitschenähnliche Wirkung auf den Darm – nicht unbedenklich sein; essen Sie es also nur selten und in sehr bescheidenen Mengen.

Sauerkraut ist nicht unbedenklich

Zuunterst stehen, weil besonders göranfällig, alle *Kohlgemüse* (wie Kohl, Kohlsprossen, Blumenkohl, Kohlrabi) sowie *Bohnen*. Schon relativ bescheidene Mengen führen zur Gasbildung und treiben den Bauch auf; nur wenn die Verdauung wirklich bestens funktioniert, ist das nicht unbedingt der Fall. Aber: Alle Hülsenfrüchte, besonders in Verbindung mit Getreide (Linsen und Reis, Bohnen und Hirse, Kichererbsen und Dinkel), sind wertvolle pflanzliche Eiweißquellen.

Kohlgemüse und Bohnen sind besonders göranfällig

> Wenn sich also nach einer Mahlzeit – und das gilt nicht nur fürs Gemüse – ein Völlegefühl einstellt und der Leib aufgetrieben ist, ist das stets ein Zeichen dafür, daß Sie zuviel oder etwas, was Sie nicht richtig verarbeiten konnten, gegessen haben. Meiden Sie daher demnächst diese Speise!

Allerdings weiß man oft nicht, welche von den vielen Sachen, die man gegessen hat, die Blähungen verursachte. Aus diesem Grund rate ich vor allem, bei einer Mahlzeit nicht zu üppig zu essen und möglichst einfache Kombinationen zu wählen. Sie können dann den eventuellen „Störenfried“ viel leichter identifizieren. Außerdem zersplittert ein kunterbun-

Nicht zu üppig essen

tes Vielerlei Ihre Verdauungskräfte (siehe hierzu das Kapitel über die „Bedeutung der Hayschen Trennkost").

Fleischsuppen wirken höchst übersäuernd

Die vielfach sehr beliebten und gepriesenen *Fleischsuppen* enthalten im wesentlichen nur Extraktstoffe aus dem Fleisch, die keinerlei Nährwert haben, lediglich höchst übersäuernd wirken (Fleischextrakt = minus 50!! – weitere Wertigkeiten siehe Tabelle auf Seite 133).

Suppeneinlagen aber, wie Teigwaren, Grieß, Reis u. a., die an sich einigen Nährwert haben, nehmen kaum Speichel auf (sie sind ja mit Suppe durchtränkt) und werden, weil sie gut durch den Schlund gleiten, kaum gekaut, was ihre Verdauung beträchtlich erschwert. Der Nährwert von echten Fleischsuppen ist also problematisch, während Granulat für sogenannte Fertigsuppen grundsätzlich abzulehnen ist.

Gemüse und Kartoffeln sind empfehlenswert

Gemüse und Kartoffeln (auch -suppen) hingegen enthalten neben Kohlenhydraten und pflanzlichem Eiweiß eine Menge wertvoller Vitamine und Mineralien. Sie sind daher zu empfehlen, es müssen nur die oben gegebenen Eßregeln eingehalten werden. Bedenken Sie aber, daß 1 Teller Gemüsesuppe eine komplette Mahlzeit ist. Sie werden damit dank Ihrer nun verbesserten Verdauungsleistung nahezu satt sein. Es ist also weder nötig noch gesund, hinterher noch eine Hauptspeise mit mehreren Beilagen oder anderem zu verzehren. Mit einem kleinen Nachtisch, etwa einem Joghurt, werden Sie völlig auskommen.

Haferschleimsuppe

Ähnliches gilt für *Haferschleimsuppe*, da sie aber reichlich Kohlenhydrate enthält, empfehle ich, 1 Stück Brot oder 1 altes Brötchen dazu zu kauen, das erleichtert das Einspeicheln.

Fleisch gilt bei vielen als wichtigstes und unentbehrliches Nahrungsmittel, bei anderen wieder ist es völlig verpönt. Der Genuß von Fleisch (besonders Schweinefleisch) ist aus vielerlei Gründen ohnehin bedenklich, besonders auch dann, wenn es wegen Stoffwechselstörungen nicht richtig verdaut werden kann und im Darm förmlich zu faulen beginnt. Wenn überhaupt, sollte das Fleisch möglichst fettarm und mild zubereitet sein. Schweinefleisch ist total abzulehnen, weil es in seiner Zusammensetzung die höchsten Werte tierischer Giftstoffe aufweist.*

Der Genuß von Fleisch ist bedenklich

---

*Siehe dazu auch den Ratgeber „Gesünder leben ohne Schweinefleisch" von Gerhard Eckert, ISBN 3-926955-05-8, erschienen ebenfalls im Jopp-Verlag, 65191 Wiesbaden

Gut eignen sich gekochtes, mageres Rindfleisch, Kalbfleisch und Geflügel. Dennoch ist höchste Vorsicht am Platz; denn wenn die Tiere gemästet wurden (und das werden heute fast alle), hat das ihren Verdauungsapparat überfordert, wobei sich Zersetzungsstoffe gebildet haben, die ins Fleisch übergingen. Diese Schlacken, mit denen das Tier nicht fertig werden konnte, belasten dann unseren Körper.

Zubereitungsmethoden

Hier auch ein Wort über die *Zubereitungsmethoden*: Braten Sie Fleisch niemals zu scharf, und fügen Sie auch keine pikanten Soßen hinzu. Der Geschmackssinn wird dadurch irregeleitet, und wir essen mehr, als uns bekommt. Auch bei geräuchertem Fleisch ist aus daher Vorsicht angezeigt. Abzulehnen ist die Unsitte des Panierens. Die in Fett geröstete Panade ist praktisch unverdaulich und außerdem ein viel zu starker Geschmacksreiz.

Wurst sollte man meiden

Würste werden meist nicht aus dem besten Fleisch gemacht, man sollte sie auf jeden Fall meiden.

Fisch

Fische aus sauberen Gewässern sind Lebensmittel und bringen Abwechslung in den Speisezettel. Lediglich bei Aal, fettem Karpfen und Ölsardinen ist Zurückhaltung geboten, denn sie sind sehr schwer verdaulich!

Pilze

Pilze gelten zu Unrecht als schwer verdaulich. Es gibt viel mehr eßbare, gute Pilzsorten, als die meisten ahnen. Sie enthalten neben Eiweiß vor allem wertvolle Mineralstoffe und Salze und sind eine vorzügliche Bereicherung jeder Tafel.

Eier nur selten essen

Eier enthalten tierisches Eiweiß, sind die höchsten Cholesterinträger und Säurebildner und sollten daher nur selten gegessen werden.

Gewürze sollten sparsam verwendet werden

Gewürze sollten stets sparsam verwendet werden! In der Zurückhaltung zeigt sich der wahre Küchenmeister, was auch berühmte Chefköche immer wieder beweisen. Wir sollten unsere Eßlust nicht durch überstarke Gewürzreize fördern. Nach einer Kur ist der Geschmackssinn wesentlich empfindlicher, und die früher gewohnte Gewürzmenge wird uns unangenehm scharf erscheinen. Auch signalisieren Sie Ihrem Magen dann nur das Gewürz, er kann sich auf die eigentliche Speise gar nicht einstellen, was einer Fehlverdauung Vorschub leistet.

Zwiebeln und Knoblauch

Zwiebeln und Knoblauch werden oft in sehr reichlichen Mengen, nicht nur als Würze verwendet, man sagt ihnen auch nach, sie wären besonders gesund. Das scheint aber nur sehr bedingt richtig zu sein. Beide enthalten zwar Stoffe, die dem Fäulnisprozeß entgegenwirken. Das heißt, wenn jemand zuviel Fleisch ißt, wird durch den Genuß von Knoblauch und Zwiebeln auch bei überfordertem Darm das Faulen des Fleisches in Schach gehalten, bzw. die bereits gebildeten Fäulnisstoffe werden einigermaßen neutralisiert. Darauf beruht im wesentlichen der Nutzen von Zwiebeln und Knoblauch; aber nur für diejenigen sind sie wichtig, die mit übermäßigem Fleischgenuß der Fäulnis den Boden bereitet haben. Die Regenerationskur nach F. X. Mayr und entsprechendes Verhalten danach erscheinen mir bessere Mittel gegen Darmfäule. Knoblauch und Zwiebeln beugen jedoch deutlich einer Arterienverkalkung im Alter vor. Wohldosierter Verzehr ist aus diesem Grund empfehlenswert.

Brot ist unentbehrlich, aber nicht frisch essen

Brot ist ein unentbehrlicher Bestandteil unserer täglichen Nahrung. Niemals sollte Brot frisch gegessen werden, es sollte stets erst 2–3 Tage abgelagert sein, bevor man es anschneidet. Das zwingt uns dann, es auch gut zu kauen. Frisches Brot schmeckt nur gut, wenn man es flüchtig kaut und schnell hinunterschluckt. Verarbeitet man es nach unseren Regeln im Mund, bekommt es einen abscheulichen Geschmack.

Vollkornbrot enthält viele wertvolle Substanzen

Die Frage, ob Weiß- oder Schwarzbrot, ist nicht so ohne weiteres zu beantworten. Besonders Vollkornbrot enthält sehr viele wertvolle Substanzen. Der Nutzen ist aber problematisch, wenn die Verdauungskraft nicht ausreicht, dieses Brot ordnungsgemäß aufzuschließen, wie dies bei vorwiegend sitzender Lebensweise die Regel ist. Alle Roggenbrote müssen daher besonders gut gekaut und eingespeichelt werden, auch soll man nie viel davon essen. Auch hier ist weniger mehr! Verdauungsschwache sollten dies besonders beachten.

Körnerbrot ist nicht unbedenklich

Nicht unbedenklich sind alle Brotsorten, die besonders viel Ballaststoffe enthalten, wie z. B. das werbewirksam angebotene Körnerbrot oder das Drei-, Fünf-, Sieben- oder Neunkornbrot. Sie erzeugen zwar Stuhl, weil sie auch noch den Enddarm mechanisch reizen, wirken gleichsam wie eine Peitsche. Der in Wirklichkeit aber nicht träge, sondern übermüdete, erschöpfte Darm wird dadurch keineswegs gesünder, sondern infolge weiterer Überforderung schließlich noch elender.

Kartoffeln sind sehr nützliche Nahrungsmittel, ihr Reichtum

Kartoffeln sind basenreich

an basischen Substanzen wirkt einer Übersäuerung unseres Körpers entgegen und entlastet den Stoffwechsel. Wegen ihres hohen Kohlenhydratgehalts machen sie nicht nur dick, sondern sie sind auch ziemlich gäranfällig. Man sollte sie also nur in kleinen Mengen essen. Am besten kocht man sie mit der Schale und schält sie erst dann. Kartoffelbrei birgt, wie jede breiige Nahrung, eine gewisse Gefahr: Er enthebt uns nämlich der Notwendigkeit des guten Kauens und Einspei-chelns. Abzulehnen sind Pommes frites, die sind praktisch unverdaulich.

Reis

Reis und alle Getreidearten, die sich auch als Kochgetreide eignen (z. B. Dinkel, Hafer, Hirse, Grünkern), sind in fast allen Zubereitungsarten vortrefflich, verlangen aber stets gründliches Kauen.

Teigwaren

Teigwaren bergen die Gefahr, daß sie wegen ihrer Gleitfähigkeit schon geschluckt werden, bevor sie entsprechend gekaut und eingespeichelt sind. Außerdem sind die meisten Teigwaren Weißmehlprodukte und von daher schon abzulehnen.

Zucker ist ein höchst gefährlicher Stoff

Zucker ist leider ein höchst gefährlicher und krankheitsfördernder Stoff. Ich rate daher dringend, zu Tee und anderen Getränken möglichst keinen Zucker zu nehmen. Er hat nicht nur einen ungünstigen Einfluß auf die Verdauung, vor allem, weil er leicht gärt, er entzieht dem Körper Kalk und Vitamin B. Das zieht einen ganzen Rattenschwanz schädlicher Folgen nach sich. Tatsache ist jedenfalls, daß der Zuckergenuß am allgemein zu beobachtenden Gebißverfall ganz erheblich beteiligt ist. Die tadellosen Zähne der Menschen in entlegenen Gebieten, in denen der Industriezucker noch keinen Einzug gehalten hatte, verfielen rapide, nachdem dieser so wohlschmeckende und verführerische Stoff dort eingeführt wurde. Auch die Knochenentkalkung (Osteoporose) hängt ganz deutlich mit dem Zuckergenuß zusammen, weil – wie bereits erwähnt – zuckerhaltige Nahrung stark übersäuert.

Zucker beeinlußt den Vitamin-B-Haushalt ungünstig

Tatsache ist weiter, daß Zucker den Vitamin-B-Haushalt unseres Körpers außerordentlich ungünstig beeinflußt. Gerade die Vitamine der B-Gruppe sind aber infolge falscher Ernährung und fehlerhafter Darmbakterienbesiedlung (eine gesunde Darmflora macht uns von der Vitamin-B-Zufuhr weitgehend unabhängig, denn sie produziert diese Vitamine selbst) an sich schon Mangelware.

Zuckergenuß fördert alle Erscheinungen und Erkrankungen der Übersäuerung. Dies sind vor allem Erkrankungen des Nervensystems und solche rheumatischer Art, ferner Herzmuskelschäden, Drüsenstörungen, manche Arten von Blutarmut und vieles andere mehr. Aber auch für Störungen in Schwangerschaft und Wochenbett, vor allem für Frühgeburten, Wehenschwäche und mangelnde Milchproduktion zeichnet der Zucker mitverantwortlich.

Rohrzucker hat die gleichen schädlichen Auswirkungen

Glauben Sie nicht, daß Sie diesem Übel mit dem Genuß von *Rohrzucker* wirksam begegnen können, er hat leider genau die gleichen schädlichen Auswirkungen. Rohrzucker enthält lediglich zusätzlich einige Schmutzstoffe, die beim weißen Zucker entfernt wurden, deshalb seine gelbliche Farbe. Er hat nur den einen Vorteil, daß er nicht gebleicht wurde, also auch keine Spuren eines auch nicht gerade zuträglichen chemischen Bleichmittels enthält.

Naturhonig ist zum Süßen besser geeignet

Seien Sie also mit dem Genuß von Zucker sehr zurückhaltend, verwenden Sie zum Süßen besser *Naturhonig*, aber auch bei ihm sollten Sie nicht glauben: „Je mehr, desto besser“. Ein überreichlicher Genuß von Honig wirkt sich letztlich schädlich aus, weil neben den Mineralien und Vitalstoffen, die wir im Imkerhonig finden, der natürliche Zuckergehalt des Honigs ähnlich wirkt wie Zucker, wenn auch in abgeschwächter Form.

Süßhunger ist eine Folge der Fehlernährung

Zu künstlichen Süßstoffen sollte man nur greifen, wenn man unter bestimmten Krankheiten (z. B. Diabetes) leidet. Speisen können auch durch süße frische Früchte oder eingeweichte Trockenfrüchte gesüßt werden. Der allgemein verbreitete große Süßhunger ist eine Folge von Fehlernährung und kann durch konsequente Kostumstellung automatisch auf ein gesundes Maß reduziert werden.

Trennkost

Trennkost: Der Ernährungsforscher Dr. Hay empfahl, niemals Eiweiß und Kohlenhydrate (Kartoffeln, Brot, Teigwaren, Reis) bei einer Mahlzeit gemeinsam zu essen. Diese Forderung ist voll berechtigt. Es wird daher in einem gesonderten Abschnitt eigens darauf eingegangen (s. Seite 94 ff.).

Fett und Öl sollten sparsam verwendet werden

Fett und Öl sollten recht sparsam verwendet werden, auch darf man sie beim Braten und Backen niemals zu stark erhitzen, sie verändern sich nämlich dabei zu ihrem Nachteil und richten dann Schaden an, weil durch starke Erhitzung immer mehr gesättigte Fettsäuren gebildet werden. Besonders nachteilig wirkt sich wiederholtes Erhitzen aus (z. B. in der Friteuse oder beim Fondue). Wenn, dann sollte *kaltgepreßtes Öl* (Erstraffinat) verwendet werden.

Soßen sind mit Vorsicht zu genießen, auch dann, wenn sie besonders pikant sind und dadurch den Geschmack irreführen. Sie machen nämlich jeden Bissen gut gleitend und verführen uns zum schlechten Kauen, wir verschlucken dann viel zu große Brocken. Achten Sie also bei der Verwendung von Soßen auf besonders gutes Kauen und Einspeicheln. Fügt man, wie vielfach üblich, reichlich Mehlschwitze hinzu, belastet das die Verdauung außerordentlich.

Soßen sind mit Vorsicht zu genießen

Getränke: Das beste und bekömmlichste Getränk ist frisches Quellwasser; steht das nicht zur Verfügung, kann man sich mit einem nur wenig Kohlensäure enthaltenden Mineralwasser (sogenanntes „stilles Wasser") behelfen.

Das beste Getränk ist frisches Quellwasser

Unverdünnte Frucht- und Gemüsesäfte eignen sich keineswegs als Getränk. Sie sind nur dann erlaubt, wenn man sie in ganz kleinen Portionen, nachdem man sie gehörig eingespeichelt hat, genießt. Wenn man sie aus geschmacklichen Gründen in kleinen Mengen dem Wasser oder Mineralwasser beimischt, ist dagegen nichts einzuwenden.

Unverdünnte Frucht- und Gemüsesäfte eignen sich nicht als Getränk

Es ist günstig, wenn man während des Essens und auch 1/2 Stunde vorher und nachher nicht trinkt, die Verdauung funktioniert dann viel leichter.

Alkoholische Getränke: Sie verursachen (auch in kleinen Mengen) Schäden, darüber ist kein Wort zu verlieren. Alkohol ist aber auch ein Stimulans, das heißt, er beeinflußt unser Nervensystem, indem er es anfangs erregt, im weiteren Verlauf dann lähmt. Im 1. Stadium löst er bei vielen freudige Erregung aus, sie werden aufgeschlossen, gesellig, vergnügt, oft vermittelt er auch Freude, alles vorwiegend positive Wirkungen, die unter Umständen unbestritten negative Wirkungen ausgleichen, so daß als Endeffekt ein gewisser Nutzen herauskommt. Man braucht also nicht unbedingt gegen den gelegentlichen Genuß eines guten Glases Wein oder Bier zu sein, wenn Ihnen das Freude macht und es keine Beschwerden verursacht. Keinesfalls sollten Sie es so weit kommen lassen, daß Sie gewohnheitsmäßig Alkohol zu sich nehmen!

Alkoholische Getränke

Bohnenkaffee enthält starke Reizstoffe, die vor allem unser Nervensystem aufpeitschen, er ist daher gesundheitsschädlich. Unbedingt vermeiden sollte man, ihn spätnachmittags

Bohnenkaffee ist gesundheitsschädlich

oder abends zu trinken, wie das leider viele gewohnheitsmäßig tun, um sich bis in die Nacht hinein arbeitsfähig oder fit fürs Vergnügen zu halten. Damit wird der vegetative Rhythmus vergewaltigt, die Gesundheit untergraben und einer weiteren Übersäuerung Vorschub geleistet.

Rauchen fördert Herz- und Gefäßerkrankungen sowie Lungenkrebs

Obwohl der Genuß von *Tabakwaren* nicht unbedingt in die Rubrik „richtiges Essen" eingeordnet werden sollte, möchte ich an dieser Stelle dennoch kurz darauf eingehen: *Rauchen* ist eine besonders schädliche Unsitte, es fördert vor allem Herz- und Gefäßerkrankungen sowie Lungenkrebs. Wenn es bei einer gelegentlichen Zigarette bliebe, ginge es noch, aber meist werden täglich größere Mengen geraucht. Es gehört durchaus kein übermenschlicher Wille dazu, sich das Rauchen abzugewöhnen, eine Fastenkur bietet dazu einen trefflichen Anlaß.

Die Mahlzeiten

Frühstück

Das *Frühstück* ist, da es in die Phase der ansteigenden Verdauungsleistung (s. Seite 62) fällt, eine besonders wichtige Mahlzeit. Leider aber wird es häufig sehr stiefmütterlich behandelt. Tun Sie das bitte nicht, es wirkt sich besonders nachteilig aus.

Setzen Sie sich zum Frühstück in aller Ruhe hin, und lassen Sie sich mindestens 20 Minuten, besser noch 1/2 Stunde, dazu Zeit. Es lohnt sich, etwas früher aufzustehen. Der Appetit, den Sie morgens früher vielleicht nicht hatten, wird sich nach der Umstellung durch die Regenerationskur nach Dr. F. X. Mayr, die alle Funktionen Ihrer Verdauung auf ein besseres Niveau bringt, bald einstellen.

Mittagessen

Das *Mittagessen* sollten Sie erst nach einer Pause von etwa 5 Stunden einnehmen. Den oben gegebenen grundsätzlichen Erwägungen bei der Aufzählung verschiedener Speisen möchte ich hier nur hinzufügen, daß die Skala schmackhafter und bekömmlicher Speisen wesentlich breiter ist. Sie können fast alles essen, was Ihnen der durch eine Kur verfeinerte Geschmackssinn erlaubt und was Sie gut vertragen. Achten Sie jedoch darauf, daß Darmkollern, Blähungen, reichliche Winde oder Durchfälle stets Alarmzeichen sind.

Man bevorzuge eine leichtverdauliche, fettarme und milde Kost und hüte sich vor jeder Einseitigkeit.

Nachtisch erübrigt sich im allgemeinen

Ein Nachtisch erübrigt sich im allgemeinen. Von allen reichlich Zucker enthaltenden Süßspeisen, Torten, Kuchen und Konditorwaren ist dringend abzuraten. Wenn überhaupt, sollte man sie nur ganz selten und dann in bescheidensten Mengen essen.

Abendessen

Abends, wenn die Verdauungsruhe knapp bevorsteht oder schon eingetreten ist, sollten Sie am besten gar nichts mehr oder nur ausnahmsweise und dann nur wenig essen. Allenfalls können besonders Magere ein bescheidenes Abendbrot einnehmen.

Wenn Sie abends eingeladen sind oder selbst Gäste haben, dann essen Sie eine Kleinigkeit, schon um nicht aufzufallen oder gar zur Zielscheibe von Spott zu werden. Die meisten Menschen haben leider für die geschilderte Eßdisziplin nur ein mitleidiges Lächeln übrig. Gärkost sollten Sie abends jedenfalls meiden.

Bitte keinen Essensfanatismus

Im übrigen halten Sie sich bitte bei der Befolgung aller hier gegebenen Ratschläge von jedem Fanatismus fern! Besser mit Appetit und guter Laune auch einmal etwas Schwerverdauliches essen, als in fanatischer Verbissenheit nur Tee oder Milch trinken oder trockenes Brot „mümmeln“.

> Dieser Rat darf natürlich nicht dazu verleiten, alle guten Ratschläge und Absichten wieder über Bord zu werfen und ein üppiges Schlemmerleben zu führen. Auch hier liegt, wie überall, der Weisheit letzter Schluß in der goldenen Mitte! Nicht in Massen, sondern in Maßen genießen!!

Übergewichtige sollten nach 14 Uhr nichts mehr essen

Allen, die mit *Übergewicht* zu kämpfen haben, empfehle ich dringend, nach 14 Uhr nichts mehr zu essen, also absolut auf das Abendessen zu verzichten. Etwa einmal in der Woche sollten die Betreffenden auch noch das Mittagessen fortlassen, also nur ein Frühstück einnehmen und mittags sowie abends nur ungesüßten Tee trinken. Sollte die Waage trotzdem ein Ansteigen des Gewichts anzeigen, schalten Sie 1 oder 2 Fastentage ein.

Warnung vor Abführmitteln

Nochmals muß ich eindringlich vor dem Einnehmen von Abführmitteln, auch von Abführtees und Quellstoffen warnen. Sie reizen den gesamten Darm und machen ihn auf Dauer nicht gesünder, sondern nur noch elender. Harmlos ist nur das morgendliche Trinken von Bittersalz oder Karlsbader Salz usw., und zwar 1 gestrichener Teelöffel auf 1/4 l lauwarmes Wasser; in dieser Konzentration ist es kein Abführmittel, sondern ein Spülmittel. Durchfälle treten nur dann auf, wenn beim Auflösen des alten Schmutzes im Darm Reizstoffe frei werden.

Harmlos ist nur Bittersalz

Richtige Körperpflege, aber wie?

Neben allen diätetischen Maßnahmen empfehle ich Ihnen dringend, auch sonst noch etwas für die Gesundheit zu tun. Ihr Körper wird es Ihnen durch besondere Widerstandsfähigkeit lohnen. Machen Sie es sich zur Gewohnheit, sich morgens nach dem Aufstehen und einer warmen Dusche kalt abzubrausen. Zumindest aber Gesicht, Nacken, Oberkörper und Arme, eventuell sogar den ganzen Körper kalt abwaschen.

Morgens warm duschen

Erziehen Sie auch den Darm zum morgendlichen Stuhlgang! Dazu ein kleiner Tip: Wiederholtes, nur kurzes Anspannen der Bauchpresse in kleinen Intervallen führt viel eher zum Ziel als die kräftigste Dauerpressung!

Leichte Morgengymnastik – verbunden mit richtigem Durchatmen, wobei die Betonung auf entspannendem, gründlichem Ausatmen liegt – sollten Sie täglich möglichst bei offenem Fenster machen.

Leichte Morgengymnastik

Je nach Körperverfassung sollten Sie auch Sport treiben. Das Mindeste ist, daß Sie mehrere Male in der Woche spazierengehen, und wenn es nur ein Teil des täglichen Wegs zur Arbeit ist. Erinnern Sie sich an den Spruch: „Der beste Weg zur Gesundheit ist der Fußweg!"

Mehrere Male in der Woche spazierengehen

Machen Sie es sich auch zur Gewohnheit, abends nicht zu spät zu Bett zu gehen. Der Schlaf vor Mitternacht ist der wichtigste und erholsamste! Er läßt sich nicht durch eine Verlängerung des Morgenschlafs ersetzen!

Nicht zu spät ins Bett gehen

Zweifellos ist es nicht immer einfach, alles, was hier empfohlen wurde, auch einzuhalten. Besonders das Fortlassen der Abendmahlzeit und die nur auf den ersten Blick recht spartanisch anmutende Lebensweise setzen Willensstärke und Disziplin – heute leider Mangelware – voraus. Beweisen Sie sich, daß Sie aus der Masse, die für solche Maßnahmen nur ein mitleidiges Lächeln übrig hat, herausragen!

Die Psychohygiene nicht vernachlässigen

Neben all diesen Ratschlägen, die das körperliche Wohl im Auge haben, möchte ich eindringlich darauf hinweisen, auch die „Psychohygiene" nicht zu vernachlässigen. Der Geist sollte auf ein höheres Ziel, nicht nur auf Karriere und Geldverdienen sowie Essen, Trinken und Vergnügen ausgerichtet sein!

Autogenes Training

Autogenes Training zum Beispiel hilft ganz hervorragend bei der Umstellung auf und bei der Beibehaltung einer neuen Eß- und Lebensweise. Im wahrsten Sinne des Wortes gilt hier der Spruch: *„Probieren geht über studieren!"*
Beim „Probieren" (und dem damit verbundenen Umsetzen des hier Gesagten) wünsche ich Ihnen nicht nur viel Erfolg, sondern Wohlbefinden und die Rückkehr zur Gesundheit auf kürzestem Wege!

Ist Cellulitis nur ein kosmetisches Problem?

Kein „Schönheitsfehler" macht Frauen jeden Alters, aber auch in zunehmendem Maße schon jungen Mädchen, so viele Sorge wie die Cellulitis (an dieser Stelle wird der Begriff Cellulitis nicht näher erläutert, weil er in über 20 Jahren Illustriertenwiedergabe so häufig beschrieben wurde, daß sie auch unter der Bezeichnung *Matratzen-* bzw. *Orangenhautphänomen* der breiten Öffentlichkeit bekannt ist).
Allerdings erkennt man das Problem nicht „auf den ersten Blick", weil die Cellulitis sich häufig unter Kleidern, langen Hosen oder Leggings versteckt. Dies gilt jedoch nur für den öffentlichen Alltag.
Zu Hause, nach dem Ablegen der Kleidung, beim Duschen und Baden, bei der Körperpflege, beim Betrachten im Spiegel, im Bett und bei der Intimsphäre tritt der Mangel deutlicher zutage. Hier wird sie zum ständigen Problem für jede, die darunter zu leiden hat. Besonders, wenn es wieder auf das Frühjahr zugeht und man in Gedanken bereits die nächste Badesaison oder den nächsten Urlaub plant. Immer häufiger fällt dann der Satz: „Mit solchen Oberschenkeln oder

Pobacken traue ich mich in kein öffentliches Bad oder an keinen Strand mehr."

Komplexe bei den Patientinnen

Die Cellulitispatientin wird mehr und mehr von Komplexen befallen, und somit fällt eine wichtige körperliche Bewegung, nämlich das Schwimmen, auch noch weg. Gerade heute, wo körperliche Bewegung häufig zu kurz kommt und man außerdem eventuell noch in einem bewegungsarmen Beruf arbeitet, ist körperliche Bewegung aber wichtiger denn je.

Cellulitis ist alles andere als nur ein Schönheitsfehler

Somit ist die Cellulitis alles andere als nur ein Schönheitsfehler; denn gerade durch sie kann es neben den erwähnten Komplexen zu weiteren psychischen Störfeldern kommen, und dadurch kann sie eine ganze Reihe von Folgekrankheiten nach sich ziehen.

Sie ist als Stoffwechselerkrankung zu behandeln

Diagnostisch gesehen gehört die Cellulitis zu den Stoffwechselerkrankungen (wie z. B. Arteriosklerose, Rheuma, Allergien). Hieraus ergibt sich, daß die Cellulitis auch als Stoffwechselerkrankung zu therapieren ist.

Bleiben wir aber zunächst einmal beim diagnostischen Teil: Aus der Sicht der Naturheilkunde und der daraus resultierenden Ganzheitsbetrachtung sind es 3 Faktoren, die das Krankheitsbild der Cellulitis im wesentlichen prägen. Fehlt einer dieser Faktoren, liegt keine Cellulitis vor. Die Faktoren nach der Reihe ihrer Entstehung:

3 Faktoren prägen das Krankheitsbild

Übergewicht
Übersäuerung des Organismus
Hormonstörungen

Übergewicht kann sich nur in einem übersäuerten Organismus entwickeln. Befindet sich dagegen der Organismus im Säure-Basen-Gleichgewicht, hält sich auch das Gewicht zumindest im Normbereich.

Besteht kein Übergewicht und auch keine Übersäuerung, kann auch eine noch so deutliche Hormonstörung allein eine Cellulitis nicht verursachen.

Die Behandlung muß sich an diesen 3 Faktoren ausrichten

Die 3 Faktoren gehören also immer zusammen, folglich muß sich auch die Behandlung an diesen 3 Ursachen ausrichten, wenn sie nicht erfolglos verlaufen soll. Da diese Zusammenhänge meines Wissens bisher nicht beschrieben wurden, konnte bis heute auch keine Behandlungsmethode entwickelt werden, die auf dieser Ebene greift. Zwar werden immer wieder sogenannte „Wundermittel" gegen die Cellulitis angeboten, aber die Wirkung ist in fast allen Fällen gleich Null.

Alle Versuche, die Cellulitis von außen her zu kurieren, müssen auf der Strecke bleiben, weil Cremes, Salben und Tinkturen weder Übergewicht noch Übersäuerung beheben können. Hätte ich nicht die Mayrkur als Therapie, so wäre es mir bisher wahrscheinlich genauso wenig gelungen, auch nur einen einzigen Cellulitisfall völlig auszukurieren. So aber sind fast alle Fälle durch die Mayrkur zumindest stark gebessert, sehr oft sogar völlig geheilt worden.

Durch die Mayrkur kann Cellulitis kuriert werden

Wie ist das zu erklären? Bei der Mayrkur steht nicht die Gewichtsreduktion, sondern die Entsäuerung, Entgiftung und Entschlackung über Darm, Nieren, Haut und Schleimhäute im Vordergrund. Wenn aber die Übersäuerung und Verschlakkung des Gewebes schwindet, wird gleichzeitig auch Fettgewebe abgebaut. Darüber hinaus wird noch ein Organ, das dem Unterleib am meisten zu schaffen macht – nämlich der Darm –, in seiner Funktion und seinem Tonus wesentlich gebessert. Die meisten hormonellen Störungen müssen dann wie ganz von alleine verschwinden, weil die Säure-, Gift- und Schlackenstoffe des Dünn- und Dickdarms – Ursache für den gestörten Hormonhaushalt – mitbeseitigt worden sind.

Es gibt keine Cellulitis ohne Darmträgheit und fast nie eine ohne Verstopfung!

Ein regenerierter Darm funktioniert wieder einwandfrei und kennt keine Trägheit oder Verstopfung.

> Fazit: Entsäuert man den Organismus konsequent, z. B. in einer Regenerationskur nach Dr. F. X. Mayr, dann verschwindet auch die Cellulitis entweder für immer oder zumindest für lange, lange Zeit!

Verhängnisvolle Kombination: Sauerstoff und Säure

1970 wurde an herzerkrankten Menschen und an Versuchstieren geklärt, weshalb im Herzmuskel trotz normaler Sauerstoffzufuhr durch das Blut ein Zustand entstehen kann, der dem eines absoluten Sauerstoffmangels entspricht. Die Blutgefäße des Herzens sind klar strukturiert und daher verhältnismäßig leicht zu untersuchen.

Man fand heraus, daß eine Übersäuerung des Herzmuskels

offensichtlich mehr Schaden anrichten kann, als man bis dahin angenommen hatte. War man doch bisher dem Arterio-“Sklerose“-Denken (also das, was der Volksmund schlicht als „Verkalkung“ bezeichnet) verhaftet.

Übersäuerung ist Herzkiller Nr. 1

Heute weiß man, daß gerade in bezug auf den Herzinfarkt die Übersäuerung als „Killer Nr. 1“ anzusehen ist, der gegenwärtig die größte „Epidemie“ der Menschheitsgeschichte hervorruft. Man stellte unter anderem fest, daß das Blut (genau: die Erythrozyten = rote Blutkörperchen) in den Haargefäßen (das sind die feinsten Verästelungen der Adern im Körper, wo sie nur noch den Durchmesser eines Haares haben) durch die Säureeinwirkung starr wird. Die roten Blutkörperchen klemmen sich fest, der Blutstrom ist blockiert, das Gewebe geht an Sauerstoffmangel und Säurebildung zugrunde.

Gewebeübersäuerung ist eine der Hauptursachen des Krankwerdens überhaupt

Dadurch ist aufgedeckt, daß eine (auch nur örtliche) Gewebeübersäuerung (mit ihrer Blockade der Haargefäße) als eine der Hauptursachen des Krankwerdens überhaupt angesehen werden muß. So kann man heute sagen, daß eine konsequente Entsäuerung die beste Verhütung von Schlaganfällen darstellt.

Dabei ist zu beachten, daß die Gewebeübersäuerung nicht erst für den Schlaganfall selbst, sondern vor allem auch für seine Vorstufen, Vorboten, Warnsignale oder „Mahnbriefe“ vom Organismus gilt, die bei älteren Menschen häufig zu beobachten sind, wie Schwindel, Benommenheit, mühsames Denken oder dumpfes Gefühl im Kopf – also das Gegenteil von dem, wie sich der Mensch sein Befinden im Kopf wünscht: frisch, aktiv, klar, frei, mühelos.

> Damit sind die 3 schlimmsten Todesursachen der Gegenwart, Herzinfarkt, Schlaganfall und Krebs, besser beherrschbar geworden, nämlich über die Therapie einer konsequent vorbeugenden Entsäuerung; denn es gibt im menschlichen Organismus kaum ein Organ, Gewebe oder Funktionselement, das nicht durch Übersäuerung gestört oder geschädigt, dann aber nicht auch durch konsequente Entsäuerung wieder gebessert werden kann.

Natürliche Entsäuerung durch Fasten

Wie bereits ausgeführt, ist einer natürlichen Entsäuerung durch Fasten mit anschließend ausgewogener Ernährung der Vorzug gegenüber den immer häufiger angebotenen Entsäuerungspulvern oder -salzen zu geben. Es ist möglich, Basenmischungen beispielsweise während einer Kur unterstützend zur bessern Entsäuerung zu nehmen, vom Dauergebrauch ist jedoch abzuraten.

Atmung ist nicht alles, aber ohne richtige Atmung ist alles nichts!

Die richtige Atmung ist äußerst wichtig

Neben einer basenüberschüssigen Ernährung ist die richtige Atmung äußerst wichtig. „Der Atem ist wie ein Tor, das uns mit allem verbindet". Eine richtige Atmung will erlernt sein! Ich kann in der täglichen Praxis häufig feststellen, wie viele Menschen nicht richtig atmen. Gerade bei chronischen Erkrankungen wird immer wieder ein Sauerstoffmangel und eine Übersäuerung der Gewebe festgestellt.

Ein Hinweis aus der chinesischen Gesundheitslehre scheint logisch: In der Theorie der 5 Wandlungen ist der Niere das Organ Lunge in der Kategorie „Ernährung" vorgeschaltet. Dies bedeutet, daß eine Schwäche der Lungenenergie immer auch zu einer Schwächung der Nierenenergie führen muß.

In unser Denken übertragen heißt das: Kommt es zu einem Minderangebot an Sauerstoff (z. B. durch falsche Atmung), was in der chinesischen Medizin einem Minderangebot an Lungenenergie gleichkommt, führt dies zu einer Schwäche der Nierenenergie. Der Kreis schließt sich!

Hauptfunktionen der Atmung

Hauptfunktionen der Atmung sind:

- Versorung des Organismus mit Sauerstoff und
- Entsorgung von überschüssiger Kohlensäure aus den Zellen.

Diese Aufgaben bewältigen in unserem Körper 2 Systeme:

Äußere Atmung

1. Die äußere Atmung mit der Aufgabe, durch die Lunge Sauerstoff zuzuführen und Kohlendioxid (Kohlensäure) zu entfernen. Der Austausch findet in den feinen Bläschen der Lunge statt, deren Gesamtoberfläche mit etwa 70 m² recht groß ist.

Blutkreislauf

2. Das Blutkreislaufsystem mit der Aufgabe, die innere Atmung zu ermöglichen und Sauerstoff bzw. Kohlendioxid zu transportieren. Der Sauerstoffverbrauch unseres Körpers beträgt in Ruhe etwa 1–2 l pro Minute, kann aber unter körperlicher Belastung bis auf 20 l und mehr pro

Minute ansteigen! Gleiche Werte gelten für den Kohlendioxid-"Ausstoß".

Bauchatmung

Fast vergessen, zumeist jedoch verdrängt, ist die natürlichste Art zu atmen, nämlich die *Bauchatmung*. Beobachten wir einmal ein Baby, eine Katze, einen Hund. In allen Fällen werden wir als natürliche Atmung die Bauchatmung vorfinden. Auch wir sollten wieder zu dieser Atmungsart zurückfinden (zumindest zeitweise).

Daher möchte ich Ihnen eine Atemübung für die Bauchatmung vorstellen, die folgendes bewirkt:

- eine verbesserte Lungendurchlüftung, damit einen leichteren Abtransport von Kohlendioxid und dadurch wiederum eine effektivere Entsäuerung des Gewebes,
- eine deutliche Unterstützung der Darmbewegung (Peristaltik) und
- eine wirksame Verbesserung des Rückflusses von venösem Blut.

Übung für die Bauchatmung

Sie legen sich auf den Rücken mit den Händen auf dem Bauch, und zwar unterhalb (!) des Bauchnabels. Dabei liegen die Daumen rechts und links vom Bauchnabel, die kleinen Finger etwa in der Leistenbeuge.

Sie atmen so deutlich aus, daß Ihr Bauch in Richtung Boden „einfällt" (im Seminar sage ich den Teilnehmern immer, sie sollten sich vorstellen, wie beim Ausatmen die Innenseite des Nabels fast das Rückgrat berührt).

Beim darauffolgenden Einatmen wird eine mögliche leichte Anspannung, die durch die Ausatmung entstehen kann, langsam wieder gelöst. Dabei fällt auf, daß sich nun der Bauch – scheinbar von allein – so weit vorwölbt, wie dies für einen tiefen Atemzug erforderlich ist. Wichtig ist dabei, daß der Bauch nicht mit Gewalt vorgepreßt wird, sondern sich sanft im Rhythmus der ein- und ausströmenden Luft hebt und senkt.

Neben den oben erwähnten Vorzügen führt eine solche Atemübung – vorausgesetzt, sie wird unverkrampft und locker durchgeführt – zu einer tiefen und erholsamen Entspannung.

Wird die Übung zum Beispiel abends im Bett richtig durchgeführt, leitet sie meist in einen ruhigen und erquickenden Schlaf über.

Eine optimale Sauerstoffversorgung ist wichtig für unseren Organismus

Wir erkennen also auch, wie wichtig eine optimale Sauerstoffversorgung (und ein dadurch bewirkter verbesserter Abtransport von Kohlendioxid) für unseren Organismus ist.

Nutzen wir also die „gute Luft“, die uns in weiten Bereichen unserer Erde (auch unseres Landes) „noch“ kostenlos zur Verfügung steht!

Fallbeispiele von Erkrankungen durch Übersäuerung

Fall 1

Migränepatientin, 49 Jahre, deutlich übergewichtig.

Frau M. litt seit über 25 Jahren an einer Migräne, die mit den Jahren deutlich an Heftigkeit zugenommen hatte und immer weniger auf konventionelle Behandlungsmethoden ansprach. Nachdem nun auch Akupunktur, klassische Homöopathie, selbst Neuraltherapie kaum noch Linderung brachten und die pH-Werte im Morgenurin von 6 und weniger eine deutliche Übersäuerung anzeigten, entschloß sich die Patientin zu einer Regenerationskur nach Dr. F. X. Mayr.

4 Wochen hielt sie die strenge Fastendiät durch, der dann noch 2 Wochen Aufbaukur folgten. Im Verlauf der Kur kam es zunächst zu heftigsten Migräneattacken. Frau M. beschrieb sie als die schlimmsten Anfälle, die sie je hatte. Dennoch blieb sie tapfer und hielt durch. Erst in der 4. Kurwoche berichtete die Patientin über eine „beschwingte Erleichterung", die sie deutlich verspürte. Dieser subjektiven Feststellung gingen bereits wesentlich verbesserte pH-Werte im Morgenurin voraus, nach denen sich die Patientin mit durchschnittlich pH 7,5 deutlich im basischen Bereich befand.

Mehr und mehr schwand die Migräne, und am Ende der Aufbaukur (nach also insgesamt 6 Wochen strenger Entsäuerung, Entgiftung und Entschlackung) fühlte sich die Patientin „wie neu geboren". Über ein halbes Jahre danach war sie absolut beschwerdefrei. „Es ist wie ein Wunder, das ich nicht glauben kann", war ihr Kommentar.

Dann kehrten allmählich die altbekannten Krankheitsbilder wieder zurück. Vom Erfolg ihrer 1. Mayrkur immer noch überzeugt, meldete sich Frau M. zur Wiederholungskur. Wieder

mit gleichem Erfolg, nur daß dieses Mal die anfallfreie Zeit nach der Kur länger anhielt!
Heute ist es so, daß die Patientin regelmäßig alle 18 Monate eine 4wöchige Mayrkur antritt und in der Zwischenzeit jeweils immer völlig beschwerdefrei ist."Durch diese konsequente Entsäuerung, Entgiftung und Entschlackung bin ich nicht nur wieder völlig gesund geworden, sondern auch meine Umwelt, wie Familie, Freunde und Bekannte, erleben mit mir eine Erneuerung auf gesundheitlicher Ebene, die uns mit tiefer Freude und Dankbarkeit erfüllt! Ich werde deshalb für den Rest meines Lebens meinen Organismus regelmäßig entsäuern, begleitet von vielen Menschen meiner Umgebung, die über mich ebenfalls den Weg in diese Richtung gefunden haben", berichtete Frau M. bei einem ihrer letzten Besuche in der Praxis!

Patient, 52 Jahre, Bluthochdruck, 2 Nierenoperationen wegen ständiger Neubildung von Nierensteinen, Größe 178 cm, Gewicht 85 kg. ***Fall 2***

Bereits im Verlauf der 1. Kur konnten die blutdrucksenkenden Medikamente ausgeschlichen werden. Die Werte pendelten sich bei 140/85 mmHg ein. Ebenfalls gingen die Nierenbeschwerden (ständiges Ziehen in der Nierengegend, häufig kolikartige Schmerzen) deutlich zurück.
Jetzt nach der 3. Kur innerhalb von 3 Jahren bleibt nicht nur das Gewicht bei 75–77 kg konstant, sondern auch der Blutdruck ist stabil. In den letzten beiden Jahren hat der Patient keine Nierenbeschwerden mehr gehabt!

Junge Frau, 28 Jahre, stark ausgeprägte Cellulitis an der Außen- und Rückseite der Oberschenkel, Übergewicht und sehr unreine Haut. ***Fall 3***

Nach eigenem Bekunden starke Ausprägung von Hemmungen und schwindendem Selbstwertgefühl durch die Cellulitis, das Übergewicht und die unreine Haut. Schon seit Jahren war sie nicht mehr im Schwimmbad gewesen, weil sie sich schämte, sich im Badeanzug zu zeigen.
Nach 4wöchiger Kur mit anschließender Nachkur von 2 Wochen war auf ganzer Ebene eine überdeutliche Besserung festzustellen. Von der Begeisterung getragen, setzte die Patientin 2mal täglich die Trockenbürstenmassagen fort, die ihr

während der Kur angeraten worden waren. Außerdem schlugen sich die Erkenntnisse aus der Kur nicht nur in ihrem Speiseplan, sondern auch in ihrem Eßverhalten nieder. Der Zustand nach Ende der Kur wurde nicht nur gehalten, sondern noch weiter verbessert.
Vom Erfolg der Entsäuerung, Entgiftung und Entschlackung überzeugt, kurt die Patientin seitdem jedes Jahr regelmäßig. Heute ist sie nicht nur selbstsicher und frei von Hemmungen, sondern auch eine wohlproportionierte junge Frau, mit frischer, reiner Haut. Die Cellulitis ist gänzlich verschwunden. Seit 3 Jahren ist sie harmonisch verheiratet, und vor 2 Jahren wurde sie glückliche Mutter einer Tochter. Weiterer Nachwuchs ist geplant!

Fall 4

Patient, 48 Jahre, selbständiger Handwerksmeister, leichtes Übergewicht, Magengeschwüre, ständige Rückenschmerzen.
Durch seine ständigen Schmerzen war er leicht reizbar, oft mürrisch oder deprimiert. Dies führte nicht nur zu Schwierigkeiten mit angestelltem Personal, sondern auch immer häufiger zu häuslichen Streitereien mit seiner Frau und seinen beiden Söhnen, 18 und 20 Jahre alt. Die Situation verschärfte sich mehr und mehr. Das Personal wechselte immer häufiger, seine Ehefrau drohte nach 26 Ehejahren ernsthaft mit Scheidung, und sein bis dato einwandfreier Ruf in dem kleinen Ort schwand zusehends dahin. Lakonischer Kommentar aller Beteiligten: „Der ist chronisch sauer – mit dem ist kein Auskommen mehr!"
In dieser Phase psychischen Drucks und starker Schmerzen kam der Patient zu mir. Auch mir gegenüber war er sehr zurückhaltend, manchmal sogar feindselig und aggressiv. Unwillig antwortete er auf meine Fragen.
Als ich ihm eine umfassende Entsäuerung im Rahmen einer ambulant durchgeführten Kur vorschlug, „rastete er aus". Er sei nicht hergekommen, um sich zu kasteien, sondern um sich lediglich mit naturheilkundlichen Medikamenten behandeln zu lassen. Schließlich hätte er ja schon genug „Äger am Hals", und dieser würde durch solch eine Kur eher schlimmer als besser.
Nachdem ich ihm erklärt hatte, daß der menschliche Körper nicht mit einem Auto vergleichbar ist, das zur Inspektion in der Werkstatt abgegeben wird, und daß Gesundheit kein Zu-

fall sei, sondern diese täglich neu erworben werden müsse, willigte er schließlich – mehr widerwillig als einsichtig – ein.
Ich hatte große Zweifel an der Ernsthaftigkeit seines Entschlusses. So war ich auch ziemlich erstaunt, als er am nächsten Montagmorgen zu der einleitenden Behandlung erschien, mit der die Kur begann.
Schon nach 5 Kurtagen war eine deutliche Veränderung festzustellen, und seine anfängliche Skepsis wandelte sich in „helle Begeisterung". Die argen Schmerzen gingen zunächst im Magen, dann aber auch im Rücken zurück, nachdem sie sich erst einmal drastisch verschlimmert hatten. Sein Wesen hellte deutlich auf, und er wurde von Tag zu Tag umgänglicher und freundlicher.
Nach der 4wöchigen Kur stand für ihn sein Entschluß fest, er wollte sein Leben von Grund auf ändern. Er mied weiterhin den Alkohol, dem er vor der Kur erheblich zugesprochen hatte, trank nicht mehr seine 18 Tassen Kaffee am Tag und änderte auch sehr diszipliniert seine bisherigen Ernährungs- und Eßgewohnheiten.
Nach etwa 6 Monaten war er nicht wiederzuerkennen. Aus ihm war nicht nur ein guter, verständnisvoller Ehemann und Vater geworden, sondern auch ein freundlicher und umgänglicher Chef. Sein Übergewicht war verschwunden, und er machte im wahrsten Sinne des Wortes „eine gute Figur". Seine gesundheitlichen Beschwerden gingen ohne ein einziges Medikament gänzlich zurück. Sein Geschäft erhielt neuen Auftrieb, denn seine Kunden waren zufrieden und empfahlen in weiter!

Patientin, 28 Jahre, starkes Schnarchen. **Fall 5**

Die junge Frau, jung verheiratet, kam zu mir und berichtete, daß ihr regelmäßiges, nächtliches Schnarchen besonders ihren frischgebackenen Ehemann störe und dieser sie deswegen auch immer häufiger vor Freunden und Bekannten „bloßstelle". Ihr Schnarchen sei zu einem echten Belastungspunkt für ihre junge Ehe geworden.
Schon nach etwa 14 Tagen hatte das Schnarchen erheblich nachgelassen und schwand im Verlauf der Kur ganz.
Wie ist dies zu erklären?
Beim übersäuerten Organismus ist auch die gesamte Muskulatur übersäuert. Im vorliegenden Fall war vor allem die

Zungenmuskulatur derart voller lähmender Säuren, daß die Zunge im Schlaf (das heißt bei totaler Entspannung) regelrecht in den Rachenraum zurückrutschte, dort nicht nur die Atemwege verengte, sondern auch an dieser Stelle, wo durch die Verengung ein deutlich stärkerer Luftstrom entstand, wie ein „Segel im Winde flatterte“. Hierdurch enstanden die typischen Schnarchlaute.
Nach gründlicher Entsäuerung gab es kein Schnarchproblem mehr, und wenn die jungen Eheleute jetzt zu wenig Schlaf bekommen, so liegt dies bestimmt nicht an ihrem Schnarchen...

Fall 6

Patientin, 42 Jahre, seit 15 Jahren Unterschenkelgeschwür.
Häufig stelle ich auch fest, daß sogenannte „offene Beine“ sehr positiv auf eine umfassende Entsäuerung ansprechen. Auch das ist leicht zu erklären: Das Unterschenkelgeschwür ist in fast allen Fällen ein zusätzliches Ventil des Körpers, über welches er Säuren und Gifte ausscheidet, die durch einen übersäuerten, gestörten Stoffwechsel nicht mehr auf normalem Weg ausgeschieden werden können.
Stellt man nun durch gezielte Entsäuerung wieder ein Säure-Basen-Gleichgewicht im Körper her, entfällt die Notwendigkeit dieses „Zusatzventils“, und fast immer heilt das Unterschenkelgeschwür ohne zusätzliche Salben und umständliche Verbände ab.

Überhaupt sprechen alle Arten von Entzündungen sehr positiv auf Entsäuerung an. Angefangen bei kleinen oder großen Pickeln, über dicke Nackenfurunkel bis hin zu entzündeten Hämorrhoiden, Venen-, Blasen- oder chronischen Bindehautentzündungen. Sie alle reagieren prompt auf die ableitende, reinige Entsäuerung über Niere, Darm, Atmung und Haut!

Beispiele für basische Diäten

Aufklärung tut not

„Vorbeugen ist besser als bohren", lautet die Werbung für regelmäßige zahnärztliche Vorsorgeuntersuchungen! Auch wir sollten erkennen, daß eine gute Vorbeugung hilft, viele Erkrankungen schon im Ansatz zu ersticken und sie damit zu verhüten!

In einer Tageszeitung las ich kürzlich die Überschrift: „120 Millionen DM jährlich kosten die Erkrankungen durch Messer und Gabel". Wir essen heute nicht nur zu viel vom Falschen (Fertiggerichte, Konserven, Industrienahrung, Fast food), sondern wir essen (kauen) auch falsch.

Wir essen nicht nur zu viel, sondern auch falsch

In vielen Gebieten unseres Landes ist es Sitte, sich zu Mittag „Mahlzeit" zu wünschen. Alle sagen es, aber niemand befolgt es; denn mit diesem Gruß wünschen wir uns ja „Zeit zum Mahl". Wenn man heute in einer Kantine oder einem Restaurant beobachtet, mit welcher Hast fast alle Menschen ihr Essen in sich hineinstopfen, dann kann von „Zeit zum Mahl" keine Rede mehr sein. Die Hektik, der Streß, die Eile und Unrast, allesamt Begleiterscheinungen unserer heutigen schnellebigen Zeit, setzen sich in unseren Eßgewohnheiten fort.

Der Begriff „Mahl" kommt von „mahlen". Gemeint ist das Mahlen der Zähne, also wünschen wir uns eigentlich mit dem „Mahlzeit" genügend Zeit für den Mahlvorgang unserer Zähne beim Essen. Mit „Gut gekaut ist halb verdaut" bringt es der Volksmund auf den einfachsten Nenner.

Wie jemand ißt, so arbeitet er auch

Auch meint das Sprichwort „Wie jemand ißt, so arbeitet er auch" zum Beispiel nicht die Schnelligkeit, mit der jemand sein Eseen verzehrt, besser: verschlingt, sondern vielmehr die Gründlichkeit, mit der es gekaut wird. Will sagen: Der gründliche Kauer ist auch ein gründlicher Arbeiter. Selbstverständlich benötigt diese Gründlichkeit auch etwas mehr an Zeit, aber die spart man durch eine geringere Fehlerquote leicht wieder ein.

Durch gründliches Kauen wird eine schwere Erkrankung häufig vermieden

Auch in unserem Organismus wird durch ein längeres, gründliches Kauen oftmals eine langwierige, schwere Erkrankung vermieden, die dann ganz bestimmt mehr Zeit gekostet hätte, als die, die man zu gründlicher „Mahlzeit" benötigt.

Außerdem wird dadurch das Essen wieder zu einem wahren Genuß. Man läßt sich die Speise im wahrsten Sinne des Wortes „auf der Zunge vergehen" und hat somit auch viel mehr davon, als würde alles gedanken- und empfindungslos heruntergeschlungen. Außerdem spürt man bei gründlichem Kauen und Einspeicheln viel eher ein angenehmes Sättigungsgefühl, so daß man auch mit häufig geringeren Mengen bereits gesättigt ist.

Angenehmes Sättigungsgefühl

Merke: Man sollte mit essen aufhören, wenn man ein angenehmes Sättigungsgefühl verspürt, und nicht erst dann, wenn man sich vor Unpäßlichkeit kaum noch rühren kann!

Früchte und Säuren

Vorweg eine Bemerkung, die heute mehr und mehr an Bedeutung gewinnt, da wegen der langen Versorgungswege immer mehr Obst in unreifem Zustand gepflückt, anschließend ins Bestimmungsland transportiert wird und dann dort erst einmal in sogenannten Reifespeichern soweit nachreifen kann, bis es einen verkaufswürdigen Reifegrad erreicht hat. Dies ist sehr wichtig; denn der natürliche Reifegrad einer Frucht spielt eine große Rolle für ihren Basen- bzw. Säuregehalt. Generell gilt: Je unreifer eine Frucht, desto saurer ist sie! Mit fortschreitender Reifung nimmt der Zuckergehalt der Frucht zu und ihr Säuregehalt ab.

Der natürliche Reifegrad einer Frucht ist wichtig für ihren Basengehalt

Dies gilt jedoch nur für die natürliche Baumreifung. Unreif gepflückte Früchte, die bis zur endgültigen Reife gelagert werden, enthalten wesentlich mehr Säure als natürlich am Baum gereifte Früchte. Ein reifer Pfirsich zum Beispiel ist zuckersüß und enthält kaum Säure. Die einzige Frucht, die rein basisch ist und keine Säure enthält, ist die Banane.

Bananen sind rein basisch

Überhaupt ist der Säuregehalt einer Frucht sehr unterschiedlich. Je nach Sorte gibt es zum Beispiel säuerliche Äpfel, wie etwa der Boskop, oder eher süße Äpfel, wie beispielsweise der Cox' Orange. Aber auch Früchte mit geringem Säureanteil können im Organismus übersäuernd wirken, wenn sie nicht neutralisiert werden.

Der Säuregehalt einer Frucht ist sehr unterschiedlich

Vom Verzehr der Fruchtsäfte ist abzuraten, da diese fast immer einen höheren Säuregehlt haben als die Frucht selbst. Außerdem spielt bei Fruchtsäften auch die genossene Menge eine Rolle. So ist es zum Beispiel leichter, den Saft von 3 Äpfeln zu trinken, als 3 Äpfel zu essen. Außerdem bleibt ein beträchtlicher Teil der Mineralien im Fruchtfleisch zurück. Fast allen Säften wird dann Zucker oder Zuckerersatzstoff beigemischt, dieser mindert einen eventuell sauren Geschmack, führt aber im Körper wieder zu erhöhter Säurebildung. Bekanntlich ist Zucker einer der höchsten Säurebildner im Organismus. Auch Honig enthält Säure und sollte daher nur in Maßen verwendet werden.

Keine Fruchtsäfte trinken

Immer gilt: Ein Lebensmittel kann nur beurteilt werden im Zusammenhang mit dem Verdauungsapparat, in dem es verstoffwechselt wird. Dies gilt besonders für die Beurteilung einer Basen- oder Säurebildung von Früchten.

Sehr häufig findet man etwa Zitronen(saft), Tomaten oder Apfelsinen in der Liste der basenbildenden Früchte. Mir erscheint in diesem Zusammenhang wichtig, daß die Basenbildung dieser Früchte nur in einem gesunden Organismus gegeben ist. Bei Personen mit einem gestörten Säure-Basen-Haushalt wirken diese Früchte eindeutig säurebildend!

Beim Verzehr von Früchten ist weiterhin die Menge, das Klima und der Zeitpunkt des Verzehrs zu beachten. Während im Sommer bei etwa 30 °C eine „darmgesunde" Person täglich ca. 2 kg (je nach Körpergewicht und Geschlecht auch mehr) Früchte verträgt, sind es bei Minusgraden im Winter höchstens 250 Gramm. Je wärmer das Klima, desto besser werden Früchte vertragen. Dies zeigt auch die Tatsache, daß der liebe Gott nur im Sommer (also in der warmen Jahreszeit) die Früchte für uns reifen läßt.

Menge, Klima und Zeitpunkt des Verzehrs sind zu beachten

Wie ist dies zu erklären?

Fruchtsäuren werden ganz einfach bei höheren Temperaturen leichter neutralisiert als bei niedrigen. So leiten sich von den Temperaturen auch die am besten verträglichen Mengen ab.

In bezug auf den Zeitpunkt des Verzehrs sollte man folgendes beachten:

Mittags werden Früchte problemlos vertragen

Danach kommt es zu einer Fehlverdauung

Gegen Mittag, bis etwa 17.00 Uhr am Nachmittag, wenn der gesamte Organismus „auf Touren" ist, werden Früchte problemlos vertragen. Werden sie jedoch später als 18.00 Uhr verzehrt („Der Darm geht mit den Hühnern schlafen und steht mit den Hühnern auf"), kommt es durch die Verdauungspause des Darms zu einer Fehlverdauung: Der Fruchtzucker vergärt zu Fuselalkohol, der dann unserem Körper wieder deutlich mehr schadet als nutzt!

Weshalb reagieren wir "sauer" auf Fleisch?

Tierisches Eiweiß führt immer zu einer erhöhten Säureproduktion

Der Verzehr von tierischem Eiweiß führt immer zu einer erhöhten Säureproduktion. Daraus resultiert: Je höher der Fleischverzehr, desto größer und belastender ist die Säurebelastung!

Fleisch, Fisch und Eier sind Träger beachtlicher Mengen von Phosphor, Schwefel und Grundzellsubstanzen (Purinen). Phosphor und Schwefel sind saure Mineralstoffe, während Purine selbst basisch sind. Beim Abbau der Purine entsteht jedoch als Endprodukt die Harnsäure, eine äußerst giftige und daher besonders problematische Säure. Während fleischfressende Tiere diese Säure auf besondere Weise neutralisieren (Umsetzung der Harnsäure in Allantoin) und diese dann problemlos über die Nieren ausscheiden, kann der Mensch hingegen höchsten 2 % der Harnsäure neutralisieren. Der Rest greift nicht nur die Nieren an, sondern wird unter anderem auch in Gelenken abgelagert, wo dann bei Nichtabbau das Krankheitsbild der Gicht auftritt.

Beim Abbau der Purine entsteht Harnsäure

Purine kommen auch in pflanzlichen Lebensmitteln vor

Purine kommen aber nicht nur in Fleisch, Fisch und Eiern vor, sondern auch in pflanzlichen Lebensmitteln (u. a. Hülsenfrüchte, Kaffee, schwarzer Tee, Kakao – also auch in Schokolade), die deshalb in der Tabelle im Anhang den säurebildenden Nahrungsmitteln zugeordnet werden müssen (s. Seite 131).

Auch tierisches Fett ist für den Körper schlechter zu verarbeiten, weil es vornehmlich gesättigte Fettsäuren enthält, die bei der Übersäuerung eine nicht unerhebliche Rolle spielen. Gesättigte Fettsäuren sind nämlich für den Körper viel schwieriger zu verarbeiten. Sie kommen vor allem vor in Schweineschmalz, fettem Fleisch, Talg, fettem Fisch, auch in Butter, die sparsam verwendet dennoch sämtlichen angebotenen Margarinesorten vorzuziehen ist.

Gesättigte Fettsäuren sind schwer zu verarbeiten

Aber auch unter den pflanzlichen Fetten gibt es gesättigte Fettsäuren, wie z. B. in der eben erwähnten Margarine, in gehärteten Pflanzenfetten oder raffinierten Ölen, wobei Erdnußöl besonders viel Säure enthält. Am besten sind kaltgepreßte und weitgehend naturbelassene Pflanzenöle (Oliven-, Distel-, Sonnenblumenöl). Sie sind reich an ungesättigten Fettsäuren und wirken daher basisch.

Kaltgepreßte Pflanzenöle sind am besten geeignet

Der Anstieg der jährlichen Todesfälle durch Herzinfarkt in der Bundesrepublik Deutschland von 7000 im Jahr 1948 auf 200.000 im Jahr 1992 bedeutet eine fast 30fache Zuwachsrate. Diese ist in erster Linie auf ein Zuviel, Zuoft, Zuschnell und Zuspät in unseren täglichen Eßgewohnheiten zurückzuführen! Folgen dieser verhängnisvollen Fehlernährung sind Übersäuerung, Vergiftung und Verschlackung des gesamten Organismus! Wie bereits ausgeführt, ist die Folge eine drastische Blutverdickung.

200.000 Herzinfarkte in Deutschland

Läßt man durch einen Gartenschlauch einmal Wasser, ein anderes Mal dickflüssiges Öl fließen, dann läuft das Wasser normal durch, während das dickflüssige Öl nur sehr zäh fließt oder nicht selten ganz steckenbleibt.

Übertragen wir dieses Beispiel einmal auf die feinen und feinsten Haargefäße in unserem Körper, dann wird klar, daß verdicktes Blut – so wie das Öl – „steckenbleibt" und es dadurch zu Minder- oder Mangeldurchblutung mit zum Teil erheblichen Konsequenzen kommt. Zwar können Betroffene über Jahre hinweg ohne größere Beschwerden leben, dies aber ist gerade das Heimtückische. Man ahnt überhaupt nicht, wie krank man in Wirklichkeit ist.

Personen mit zu dickem Blut und weiteren aus der Übersäuerung resultierenden Risikofaktoren können jede Sekunde tot umfallen. Die Diagnose kann dann lauten: Sekundentod, Herzinfarkt, Schlaganfall oder Lungenembolie. Die Ursache für die Erkrankung und der daraus resultierenden Folgen liegt jedoch weit zurück und hätte bei rechtzeitiger Entsäuerung

Personen mit zu dickem Blut können jede Sekunde sterben

oder Entschlackung wahrscheinlich vermieden werden können.
Ein System wie der Stoffwechsel des Menschen, das mit Speicherkapazitäten arbeitet, darf nicht immer gefüllt, sondern muß auch von Zeit zu Zeit (möglichst in gleichbleibenden Intervallen) entleert werden. Schon die alten Römer wußten: „Bene curat, qui bene purgat". Schnell wird derjenige heil, der gut reinigt, also gut entsäuert und entschlackt.
Dr. med. Bertold Kern, anerkannter Säure-Basen-Forscher, erkannte: „Es gibt im menschlichen Organismus kaum ein Organ, Gewebe oder Funktionselement, das nicht durch Übersäuerung gestört oder geschädigt werden kann, und das nicht durch Entsäuerung wieder gebessert würde. – Auf Entsäuerung berichten die Kranken oft beglückende Besserung: Kein Schwindel mehr, Benommenheit und Kopfdruck sind behoben, das Gedächtnis arbeitet wieder frischer, die Stimmungslage wird fröhlicher, der Bewegungstyp ist wieder agiler, „jugendlicher", geistige Regsamkeit und „Aussehen" sind verbessert, „an Leib und Seele prima", die zuvor Kranken fühlen sich bisweilen „verjüngt" ..."

> Wer richtig entsäuert, ist körperlich, geistig und seelisch nicht sauer!

Unterstützung der Entsäuerung

Unterstützung der Entsäuerung durch Hilfsmittel

Dieses Buch wäre nicht vollständig, würde ich nicht das viel- und heißdiskutierte Thema einer Unterstützung der Entsäuerung durch Hilfsmittel behandeln. In den meisten Publikationen wird empfohlen, eine Entsäuerung durch unterstützende Maßnahmen zu vertiefen.
Soweit es sich hierbei um natürliche Maßnahmen handelt, ist dagegen nichts einzuwenden. Im Gegenteil: Natürliche unterstützende Maßnahmen sind sogar sehr erwünscht! Zu den natürlichen Maßnahmen zähle ich:

Bewegung an frischer Luft

- Viel Bewegung an frischer Luft! Spazierengehen reicht hier nicht. Sogenanntes therapeutisches Gehen – also Gehen mit Armeinsatz – ist die mildeste Form dieser natürlichen Unterstützungsmaßnahme. Wir entgiften ja nicht nur über Nieren und Darm, sondern auch über Lungen und Haut.

- Trockenbürsten des ganzen Körpers. Hierbei sollte beachtet werden, daß man stets am herzfernsten Punkt (also am rechten Fuß) beginnt und immer in Richtung Herz bürstet. Nach rechtem Fuß mit rechtem Bein folgt dann der linke Fuß mit linkem Bein. Danach rechter und linker Arm und im Anschluß daran der Rumpf (auch hier immer von unten nach oben bzw. von außen nach innen in Richtung Herz bürsten).

Trockenbürsten des Körpers

- Die morgendliche Dusche sollte immer als Wechseldusche angewendet werden, also wenigstens am Ende des Warm-duschens den Körper einmal gründlich kalt abduschen. Ein anschließendes kräftiges Abfrottieren bringt nicht nur den Kreislauf, sondern auch die Ausscheidungsorgane in Schwung.

Morgendliche Wechseldusche

- Ausreichende Flüssigkeitszufuhr. Das heißt, täglich 3–3 1/2 l nichtstimulierende Getränke (also Wasser oder Kräutertee) zu sich nehmen.

Ausreichende Flüssigkeitszufuhr

- Auch regelmäßiger Saunabesuch unterstützt maßgeblich sämtliche Reinigungsvorgänge im Körper.

Regelmäßige Saunabesuche

- Über die natürlichste und gründlichste aller Entsäuerungsmaßnahmen, das Mayrfasten, habe ich schon ausführlich berichtet.
- Eine hieraus sich allmählich entwickelte harmonische und durchdachte Lebensweise rundet dann die Palette der natürlichen Maßnahmen ab.

Harmonische Lebensweise

Neben solchen natürlichen Maßnahmen wird allerdings auch immer wieder die Unterstützung der Entsäuerung durch Salze, Pulvermixturen und sonstige Präparate der pharmazeutischen Industrie propagiert. Gegen eine kurmäßige Einnahme solcher Mittel (wie z. B. das Basenpulver während einer Mayrkur) ist nichts einzuwenden. Jedoch ist von einem längeren oder gar dauernden Gebrauch abzuraten. Dieser läßt sich mit der Dauereinnahme von Abführmitteln vergleichen: Hat sich der Darm erst einmal an die regelmäßige Einnahme von Abführmitteln gewöhnt (hierbei ist es vollkommen unerheblich, ob es sich um sogenannte natürliche oder künstliche Mittel handelt), dann funktioniert er nicht mehr ohne ein solches Hilfsmittel. Ähnlich verhält es sich mit Mitteln, die auf Dauer die Entsäuerung unterstützen und regelmäßig ein-

Kein längerer Gebrauch von pharmazeutischen Präparaten

genommen werden (z. B. Natron, Basica, Entsäuerungssalze usw.): Der Körper funktioniert nicht mehr ohne diese „Krükken", und das ist es ja gerade, was wir vermeiden möchten!

Wie lange sollten wir denn überhaupt entsäuern?

Ein Lebensjahrzehnt sollte durch eine Mayrkur abgedeckt werden

Auch hier gibt Dr. F. X. Mayr eine konkrete Antwort: Ein Lebensjahrzehnt sollte dabei durch eine 4wöchige Mayrkur „abgedeckt" werden. Das heißt, daß ein beispielsweise 50jähriger Patient in 5 aufeinanderfolgenden Jahren jeweils eine 4wöchige Mayrkur absolvieren sollte, um danach wieder einigermaßen im Säure-Basen-Gleichgewicht zu sein. Erfährt besagter Patient also erst an seinem 50. Geburtstag davon, dann sollte die 1. 4-Wochen-Kur mit 50, die 2. mit 51, die 3. mit 52 und so weiter erfolgen. Mit 55 hätte er dann nicht nur den Gleichstand erreicht, sondern auch schon die 6. Kur für die 6. Dekade absolviert. Spätestens dann wird er aber von der heilsamen Wirkung dieser Methode aus eigener Erkenntnis so überzeugt sein, daß er sich „aus purem Egoismus für seine Gesundheit und sein Wohlbefinden" jedes weitere Jahr zu einer solchen Kur entschließt.

Bedeutung der Hayschen Trennkost

Nach einer Feststellung der Deutschen Gesellschaft für Ernährung ist jeder 20. Bundesbürger gezwungen, aus Krankheitsgründen eine bestimmte Diät einzuhalten! Sollte dies nicht dazu anhalten, daß jeder Bundesbürger einmal über diese Feststellung nachdenkt?

Trennkost ist keine Diät

Trennung zwischen Eiweiß und Kohlenhydraten

Trennkost ist keine Diät, sondern eine Ernährungsform, bei der in jeder Mahlzeit eine Trennung zwischen Eiweiß und Kohlenhydraten vorgenommen wird. Eiweiß oder Kohlenhydrate werden dabei durch beliebige Mengen an „neutralen Lebensmitteln" ergänzt. Das heißt, daß innerhalb einer Mahlzeit neutrale Lebensmittel *entweder* mit Eiweißstoffen *oder* mit Kohlenhydraten zusammenpassen, *nicht aber Eiweiß mit Kohlenhydraten zusammnen!* Eine absolut vollständige Trennung ist natürlich nicht immer bis ins Detail möglich. Wichtig ist jedoch, daß wenigstens die extremen Mittel einer jeden Gruppe deutlich getrennt werden.

Was ist nun Sinn und Zweck einer solchen Trennung?
Durch diese Methode soll wieder eine gewisse Ordnung in unsere Verdauung gebracht werden.

Zwar ist es dem absolut gesunden (und daher einwandfrei arbeitenden) Organismus möglich, Eiweißstoffe und Kohlenhydrate zusammen zu verstoffwechseln, aber die meisten Menschen sind dazu heute nicht mehr in der Lage. Dies gilt vor allem für solche Personen, die unsere „moderne Zivilisationskost" täglich zu sich nehmen und ohne es zu wissen meist schon stärker erkrankt sind, als sie spüren oder ahnen. Dr. F. X. Mayr bezeichnete sie als „Scheingesunde".

Die meisten Menschen können Eiweiß und Kohlenhydrate nicht mehr zusammen verstoffwechseln

Es ist daher anzuraten, die täglichen Speisen unter Trennung von Eiweiß und Kohlenhydraten harmonisch aufeinander abzustimmen, damit unser Verdauungstrakt und das Stoffwechselsystem nicht zu arg strapaziert werden.

Trennung von Eiweiß und Kohlenhydraten

Besonders nach festlichen Essen spürt fast jeder von uns, daß es nicht bekömmlich ist, wenn man alles durcheinander ißt. Woher kommt dann diese Unpäßlichkeit? Zunächst wohl daher, daß wir zu viel essen. Wir beenden die Mahlzeit meist nicht, wenn wir ein angenehmes Sättigungsgefühl verspüren, sondern häufig erst dann, wenn wir uns vor Unpäßlichkeit kaum noch rühren können!

Betrachten wir die Verdaungsvorgänge in unserem Körper doch einmal etwas genauer: Einige Organe stellen zur Bewältigung dieser Aufgabe Verdauungssäfte oder Enzyme bereit, mit deren Hilfe die genossene Speise in allerkleinste Bausteine zerlegt wird, die der Körper dann nach eigenem Muster wieder zusammenfügt oder zum Zweck der Energiegewinnung abbaut. Mängel oder Fehlsteuerungen bei diesen Vorgängen sind für bestimmte Krankheiten so charakteristisch, daß sie diagnostisch verwertet werden können.

Betrachtung über die Verdauungsvorgänge

Auf dieser Basis entstand die moderne Enzymdiagnostik. Aus dem „Enzymmuster" läßt sich dann nicht nur mit einiger Sicherheit eine Diagnose stellen, sondern auch das Krankheitsstadium kann ziemlich genau abgeschätzt werden. Man kann ganz einfach Rückschlüsse auf die Funktionsfähigkeit verschiedener Organe ziehen.

Enzymdiagnostik

Verfolgen wir einmal in groben Zügen den Weg der Nahrung durch unseren Körper, dann wird augenscheinlich, welche Fehler eine Störung der körperlichen Harmonie bewirken können.

Die Vorverdauung beginnt im Mund

Die 1. Station ist der Mund! Bereits hier beginnt die Vorverdauung von Stärke, also einem Kohlenhydrat. Wird zum Beispiel ein Stück Brot (das sehr viel Stärke enthält) gründlich gekaut, so nimmt man zunehmend einen süßlichen Geschmack wahr. Durch Einwirkung eines Speichelenzyms (der Amylase), welches im basischen Bereich aktiv ist, wird die vorher nicht süß schmeckende Stärke im Brot in kleine Teilchen zerlegt. Diese Teilchen (auch Dextrine genannt) bilden dann den süßen Geschmack.

Da Stärke aber nicht nur in Brot, sondern auch in Getreide, Kartoffeln, Reis oder Nudeln vorkommt, kann man hier die gleiche Beobachtung machen. Also ist eine optimale Vorverdauung ohne gründliches Kauen nicht möglich.

Die nächste Station ist der Magen

Die nächste Station auf dem Verdauungsweg ist der Magen. Hier beginnt die Vorverdauung von Eiweiß, das in größeren Mengen in tierischen Lebensmitteln, wie z. B. in Fleisch, Fisch, Eiern oder Käse, vorkommt. Dieses Eiweiß wird nun auch durch ein Verdauungsenzym (Pepsin) und mit Hilfe von Salzsäure in kleinere Teile (sogenannte Peptide) aufgespalten.

Dr. Howard Hay

Der amerikanische Arzt Dr. Howard Hay erkrankte vor etwa 35 Jahren an einer damals als unheilbar geltenden Nierenerkrankung, für deren Krankheitsverlauf eine hohe Eiweißausscheidung charakteristisch ist. Dr. Hay heilte sich selbst ohne ein einziges Medikament, lediglich durch Umstellung seiner Ernährung; denn er hatte erkannt, daß die Gründe, die zu einer inneren Erkrankung führen, in der Hauptsache in einer falschen Zusammenstellung der Nahrung liegen. Die nach ihm benannte „Haysche Trennkost" ist daher nicht nur eine Basisernährung für Kranke, sondern auch eine Vorbeugung für Gesunde!

Die Haysche Theorie

Dr. Hay kam zu der Überzeugung, daß unsere Verdauungsvorgänge gestört werden, wenn man gleichzeitig Eiweiß und Kohlenhydrate in konzentrierter Form zu sich nimmt. Die Wirksamkeit der Verdauungsenzyme wird dadurch eingeschränkt. So führte er zum Beispiel aus, daß die Aufnahme von Eiweiß die Produktion von Salzsäure und Pepsin im Magen anregt und dies dann die Wirkung der basisch aktiven Amylase (Enzym aus dem Speichel) hemmt.

Essen wir also zu einer Mahlzeit ausschließlich Kohlenhydrate, dann werden – so Dr. Hay – nur wenig Salzsäure und

Pepsin abgesondert, und die Wirkung der Amylase bleibt weitgehend erhalten. Die Kohlenhydrate werden dann also eindeutig besser aufgespalten und verdaut.

Verdauungsstörungen sind meist Folge falsch zusammengestellter Speisen

Verdauungsstörungen wie Blähungen, Völlegefühl oder Sodbrennen sind daher meist Folgen falsch zusammengestellter oder schlecht aufeinander abgestimmter Speisen.

Zwölffingerdarm

Die 3. Station unserer Verdauung ist der Zwölffingerdarm. An dieser Stelle werden weitere Enzyme aus Bauchspeicheldrüse, Leber und Galle zugeführt. Wird die „Einspeisung" dieser Enzyme durch eine Fehlfunktion der sie produzierenden Organe verzögert, und kommt es dadurch zu einer unvollständigen Verdauung, entstehen in tieferen Darmabschnitten Gärungs- oder Fäulnisprozesse. Die Dünndarmschleimhaut weist Millionen kleiner Zotten auf, die die aus der Verdauung hervorgegangenen Lebensmittelteilchen sowie Vitamine und Spurenelemente aufnehmen und ins Blut abgeben, das sie dann über den Pfortaderkreislauf zur Leber führt.

Die Leber muß alle Stoffe verarbeiten

Unsere Leber – das Organ, welches mit einer kompliziert arbeitenden chemischen Fabrik verglichen werden kann – muß sämtliche angelieferten Stoffe verarbeiten; selbst diejenigen, die unser Körper nicht benötigt, wie z. B. Fuselalkohol als Produkt einer Fruchtzuckervergärung im Darm.

> Schlecht zusammengestellte Nahrung belastet demnach nicht nur unser Verdauungssystem, sondern schädigt unter anderem auch wichtige Organe, wie hier zum Beispiel die Leber!

Das Trennen der Lebensmittel ist nicht schwierig

Das Trennen der Lebensmittel ist keineswegs so schwierig, wie es auf den ersten Blick erscheinen mag, da man ja Eiweiß oder Kohlenhydrate jeweils mit neutralen Lebensmitteln kombinieren darf.

Neutrale Lebensmittel

Neutral im Sinne der Trennkost heißt, daß diese Lebensmittel oder Speisen weder die Eiweißverdauung noch die Kohlenhydratverdauung stören. Sie harmonieren also mit allen Lebensmitteln.

Möglicherweise werden Sie die Zuordnung in Teilen als widersprüchlich empfinden, aber sie wurde in jahrelanger Kleinarbeit mühsam herausgefunden. So sind zum Beispiel gesäuerte Milchprodukte einerseits eiweißreich, gelten aber andererseits als neutral, da das Eiweiß durch die Säuerung verän-

Rohes Fleisch und roher Fisch sind neutral

dert und dadurch leichter verdaulich wird. Rohes Fleisch und roher Fisch gelten ebenfalls als neutral, weil ihre natürliche Zellstruktur in rohem Zustand noch unverändert ist, obwohl sie dem tierischen Eiweiß zugehören. Erst durch Erhitzen wird dieser Zustand verändert, und sie sind dadurch wesentlich schwerer verdaulich. Dennoch sollten rohes Fleisch und roher Fisch stets nur in kleinen Mengen genossen werden, da sie in diesem Zustand nicht unbedingt zu den empfehlenswerten Lebensmitteln gezählt werden können.

Auch Fette sind neutral

Nach der Trennkostlehre gehören sämtliche Fette zu den neutralen Lebensmitteln. Fett wird nämlich nicht im Magen, sondern erst im oberen Teil des Dünndarms verdaut und ruft somit keine Störungen hervor.

Eine klare Trennung von Eiweiß und Kohlenhydraten wird nicht angestrebt

Aus den vorstehenden Beispielen wird deutlich, daß eine klare Trennung von Eiweiß und Kohlenhydraten nicht möglich ist und auch nicht angestrebt wird. Die Bezeichnung „Trennkost" führt daher immer wieder zu Mißverständnissen. Da aber eine richtig zusammengestellte und harmonisch ausgewogene Nahrung und die sich hieraus ergebende optimale Verdauung im Vordergund stehen, wäre möglicherweise die Bezeichnung „ausgewogene oder harmonisch abgestimmte Ernährung" besser gewesen.

Aber selbst bei kritischer Betrachtung der Begriffsbezeichnung muß festgestellt werden, daß kaum eine andere Ernährungsform derart geeignet erscheint, einen einmal erreichten Zustand auf Dauer beizubehalten, wie die Haysche Trennkost. Sie wird von mir zum Beispiel nach einer Zeit der gezielten natürlichen Entsäuerung, wie etwa nach einer Mayrkur, meinen Patienten eindringlich empfohlen.

Regeln zur Hayschen Trennkost

Die Faustregeln zur Hayschen Trennkost lauten:

- Verwende Eiweiß und Stärkeprodukte äußerst sparsam; nehme dafür viel Obst und Gemüse!
- Mehr als maximal 100 g Fleisch (oder andere Eiweißprodukte) und mehr als höchstens 60 g Fett pro Mahlzeit sind unnötig.
- Verwende nur *eine* Eiweißart zu *einer* Mahlzeit, also Fisch *oder* Fleisch!
- Verwende auch nur *eine* Kohlenhydratart zu *einer* Mahlzeit, also Brot *oder* Kartoffeln!
- Vermeide möglichst mit viel Fett in der Pfanne gebratene Nahrung!

- Es geht nicht darum, dem Leben mehr Jahre, sondern den Jahren mehr Leben zu geben! Es sind nämlich nicht die Jahre, die unser biologisches Alter bestimmen, sondern ausschließlich unsere Lebens- und Ernährungsweise!

Abschlußbetrachtung und Ausblick

Möglicherweise haben Sie durch das Studium dieses Buches neue Erkenntnisse und Einsichten gewonnen. Vieles klingt einfach und einleuchtend. Jetzt allerdings muß noch der wesentlichste Schritt folgen: Vom Wissen zum Tun! Erst dann, wenn Sie Ihren „Schalter im Kopf" umgeschaltet haben, wird den neuen Erkenntnissen auch das entsprechende Handeln folgen!

Dies erfordert anfangs ein Umdenken, einen Lernprozeß. Der Mensch ist wandelbar, solange er lebt! Auch wenn Sie meinen, nicht mehr umdenken, nicht mehr lernen zu können, dann folgen Sie Gandhi. Er soll gesagt haben: „Man soll jeden Tag leben, als sei es der letzte Tag im Leben – aber man soll jeden Tag lernen, als hätte man das ewige Leben!"

Gelingt es Ihnen aber, Ihre Ernährungs-, Eß- und Lebensgewohnheiten auf Dauer zu verändern, so wird damit auch eine veränderte Denk- und Lebensweise beginnen. Wichtig ist nämlich, daß sich mit der Einstellung zum Essen, mit der wachsenden Übernahme von Verantwortung für die eigene Gesundheit auch die gesamte Einstellung zum Leben ändert! Wir müssen erkennen, daß Gesundheit nicht eine selbstverständliche Zugabe zum Leben ist, sondern daß wir sie täglich neu erwerben müssen, und zwar durch unser aktives Mitwirken!

Hierzu gehört allerdings auch, daß wir erkennen, was wir aus eigenen Kräften an uns erreichen können oder wo wir uns fachkundiger Unterstützung bedienen sollten! Chronische Beschwerden sollten auf Dauer nie selbständig behandelt werden!

In diesem Sinne kann man den bekannten Vorsorge-Werbeslogan der Zahnärzte abwandeln: Vorbeugen ist besser als behandelt werden – vorbeugen ist auch preiswerter als behandelt werden!

Ich wünsche Ihnen viel Erfolg, die notwendige Disziplin und viel Kraft auf Ihrem Weg in eine selbstverantwortete und eine dadurch selbst wiederhergestellte Gesundheit an Körper, Seele und Geist!

Sollten Sie nähere Auskünfte über das von mir betreute Therapiezentrum haben wollen, können Sie diese gerne jederzeit von mir erhalten. Gerne stehe ich aber auch zur Beantwortung anderer Fragen und/oder weitergehenden Beratung zur Verfügung.

Dr. phil. Harald Hosch
Heilpraktiker
Merklinghauser Str. 45 – Postfach 11 54

59965 Hallenberg

Telefon: 02984/1618, Fax: 02984/2400

Rezeptvorschläge

Nachfolgend finden Sie Rezeptvorschläge für 1 Woche. Der Körper benötigt sehr wohl auch Säuren für einen reibungslosen Stoffwechsel. Wichtig ist jedoch, daß der gesamte Tagesdurchschnitt leicht basenüberschüssig ausfällt. Sollte also die eine oder andere Mahlzeit „unter dem Strich" zu sauer sein, ist es unbedingt notwendig, die restlichen Mahlzeiten dieses Tages so zu gestalten, daß im Tagesdurchschnitt dennoch ein (zumindest leichter) Basenüberschuß erzielt wird.
Zunächst einige Grundrezepte zum Brot- oder Brötchenbacken und zur Herstellung von Brotaufstrich.

Brot aus Sauerteig

Grundrezept für Sauerteig (für 3 kg Mehl)

40 g Hefe
1 TL Honig
1/4 l Buttermilch
120 g fein gemahlener Roggen

Die Hefe, den Honig und die Buttermiclh gut miteinander verrühren und den Roggen untermengen.
An einem warmen Ort – mit einem feuchten Tuch bedeckt – 24 Stunden gehenlassen. Dazwischen ab und zu gut durchrühren.

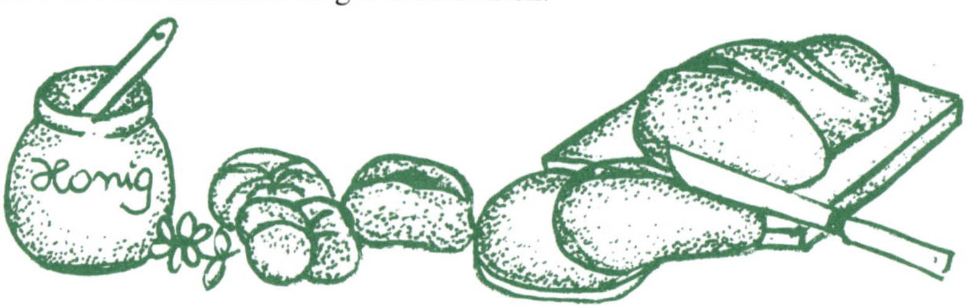

Dinkel-Roggen-Mischbrot

600 g fein gemahlener Dinkel
400 g fein gemahlener Roggen
700 ml Wasser
1 1/2 TL Salz
evtl. Brotgewürz (Fa. Brecht/Reformhaus)
1/3 des angesetzten Sauerteigs
10 g Hefe
evtl. Getreidekörner, Haselnüsse, Sonnenblumenkerne

Das Dinkel- und Roggenmehl gut mit Wasser, Salz und Brotgewürz nach Geschmack vermischen, den Sauerteig dazugeben und kurz durchkneten.
Das Ganze – mit einem feuchten Tuch bedeckt – 12 Stunden an einem warmen Ort gehenlassen.
Danach die Hefe in wenig Wasser (2–4 EL) auflösen und unter den Teig kneten.
Nach Wahl über Nacht eingeweichte Getreidekörner (möglichst Dinkel), Haselnüsse oder Sonnenblumenkerne dazugeben und den Teig 5 Minuten gut durchkneten. Danach nochmals 1 Stunde ruhen lassen.
Jetzt kann er in 2 gefettete Formen (Königskuchenformen, Länge 25 cm) gegeben werden. In der Form nochmals 15 Minuten ruhen lassen.
Backzeit: etwa 25 Minuten bei 250 Grad, dann etwa 30–45 Minuten bei 190–200 Grad.

> Ganz wichtig: Während des Backvorgangs eine feuerfeste Schüssel mit Wasser in den Ofen stellen.

Hefe-Dinkel-Brot

850 g nicht ganz fein gemahlener Dinkel
1 EL Fermentgetreide (Reformhaus)
150 g fein gemahlener Buchweizen
evtl. Sonnenblumen- oder Kürbiskerne
1 TL Meersalz
1 Paket frische Hefe
500 ml heißes Wasser
250 ml Brottrunk

Das Mehl, das Fermentgetreide, den Buchweizen, die Kerne und das Salz in eine große Schüssel geben und vermischen.

In der Mitte des Mehls eine Kuhle formen und darin die Hefe mit dem Brottrunk-Wasser-Gemisch auflösen, dann alles gut miteinander vermengen und kneten.
Den Teig zu einem Klumpen formen und zugedeckt 20 Minuten bei Zimmertemperatur gehen lassen.
Danach den Teig in eine gut gefettete längliche Kastenform (oder 2 Königskuchenformen, Länge 25 cm) geben und bei 180 Grad etwa 1 Stunde backen.
Auf den Boden des Backofens ein feuerfestes Gefäß mit Wasser stellen.

Dinkel-Rosinen-Brötchen

250 g Milch
1 Ei
60 g Honig
150 g Rosinen
1 Prise Salz
40 g Hefe
650 g Dinkel
100 g Butter
1 Ei zum Bestreichen

Milch, Ei, Honig, Rosinen, Salz und Hefe in der Küchenmaschine mit dem Knetarm auf Stufe 2 vermischen, dann das fein gemahlene Mehl dazugeben.
Wenn alles gut durchfeuchtet ist, die weiche Butter flöckchenweise hinzufügen und den Teig 8 Minuten kneten.
Den Teig zu 15–18 Brötchen formen und diese etwa 30 Minuten auf dem Backblech gehen lassen. Vor dem Backen mit einem verquirlten Ei bestreichen.
Backzeit: etwa 20–25 Minuten bei ca. 200 Grad.

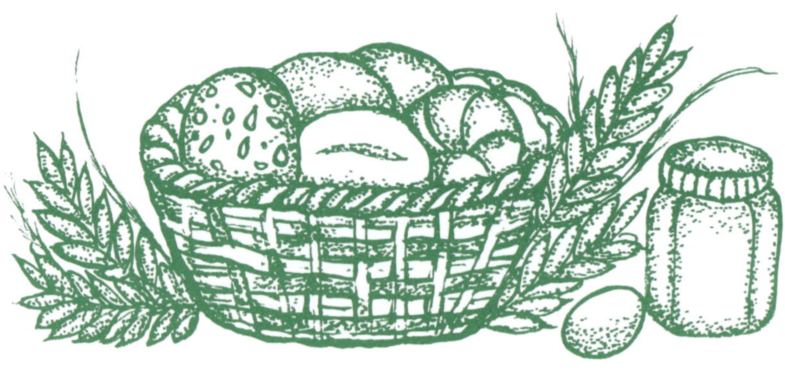

Brotaufstriche

Avocadocreme

(besonders basenreich)

1 reife Avocado (sie ist reif, wenn sie sich mit dem Finger eindrücken läßt)
1 fein gewürfelte Zwiebel
1 EL Schnittlauchröllchen
1 TL Olivenöl
1 Prise Vollmeersalz
1 Prise Pfeffer

Die Avocado der Länge nach aufschneiden. Die beiden Hälften gegeneinander in den Händen drehen, die Hälften auseinandernehmen, den Kern herauslösen und die Schale entfernen. Das Fruchtfleisch mit einer Gabel zerdrücken.
Alle übrigen Zutaten dazugeben und miteinander verrühren. Dies ergibt einen lekkeren und gesunden Aufstrich.

Basisches Mus aus Trockenfrüchten

(besonders basenreich)

je 1 Handvoll getrocknete Feigen (vom Strunk befreien), Datteln und Pflaumen
1/2 l Mineralwasser
1 Tasse gemahlene Mandeln

Die Trockenfrüchte über Nacht in dem Mineralwasser einweichen.
Am nächsten Tag die Früchte mit einem Mixer gut pürieren, die gemahlenen Mandeln unterrühren und evtl. mit dem Einweichwasser verdünnen.
Marmelade hält sich im Schraubglas einige Tage im Kühlschrank.

Basisches Mus aus frischen Früchten

(besonders basenreich)

500 g frische Erdbeeren
5 EL Imkerhonig

Die Erdbeeren pürieren und mit Honig abschmecken.
Hält etwa 1 Woche im Kühlschrank.

5 Bananen
Saft von 1 Zitrone
2 EL Imkerhonig
evtl. Rumaroma

Die Bananen pürieren, den Zitronensaft und Honig unterrühen und evtl. mit Rumaroma abschmecken.
Haltbarkeit: etwa 1 Woche im Kühlschrank.

Süße Nuß

1 Tasse eingeweichte Datteln (siehe Mus aus Trockenfrüchten)
2 Tassen gemahlene Haselnüsse
Zimt

Die Datteln entkernen und enthäuten und mit dem Mixer pürieren.
Die gemahlenen Haselnüsse dazugeben und das Einweichwasser der Datteln hinzufügen bis eine streichfähige Paste entsteht.
Mit Zimt, evtl. auch mit etwas Nelkenpulver abschmecken.

Dinkelrösti-Mandel-Paste

(besonders basenreich)

Dinkelrösti ist Dinkelmehl, das aus gerösteten Dinkelkörnern gemahlen wird. Das ganze Dinkelkorn wird in einer flachen Pfanne unter ständigem Rühren leicht geröstet und dann in einer Getreidemühle fein gemahlen. Dadurch bekommt das Mehl einen nußartigen Geschmack, es ist nahrhaft und leicht bekömmlich.
Achtung! Beim Rösten darauf achten, daß die Dinkelkörner bei mittlerer Hitze leicht gebräunt, aber nicht verbrannt werden.

70 g Dinkelröstimehl
130 g Wasser
80 g gemahlene Mandeln
1 TL Imkerhonig

Alle Zutaten gut miteinander zu einer streichfähigen Paste verrühren.

Herzhafte Dinkelröstipaste

(besonders basenreich)

2–3 sehr fein gehackte Zwiebeln
2 EL Olivenöl
1 Tasse Wasser
4–5 EL Dinkelröstimehl
1 Messerspitze Thymian
1 Messerspitze Majoran
1–2 TL gekörnte Gemüsebrühe

Die sehr fein gehackten Zwiebeln in 1 Eßlöffel Olivenöl glasig dünsten. Wasser dazugeben.
Das Dinkelrösti einrühren und etwa 5 Minuten bei milder Hitze köcheln lassen.
Kurz abkühlen lassen, dann das Olivenöl, die Gewürze und die in Wasser aufgelöste gekörnte Gemüsebrühe unterrühren.
Hält im Schraubglas im Kühlschrank etwa 1 Woche.

Tip: Die Paste schmeckt ausgezeichnet auf Dinkelbrot aus Sauerteig, dazu frische Tomaten- oder Gurkenscheiben.

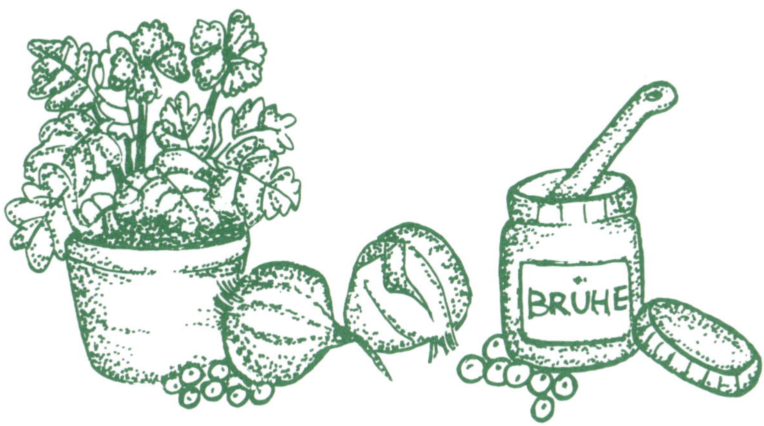

Rezepte für 1 Woche

1. Tag

Frühstück (besonders basenreich):

1–2 Scheiben Hefe-Dinkel-Brot dünn mit Butter bestreichen.
Dazu Avocadocreme oder Mus.

Mittagessen:

Eintopf

(für 5–6 Personen, besonders basenreich)

1 kleingeschnittene große Zwiebel
2 EL Butter
1 kleiner Wirsing
6 große Kartoffeln
3 Karotten
1 Kohlrabi mit Blättern
1 Stange Porree
1/2 l Wasser
Meersalz und Pfeffer
1 Gemüsebrühwürfel
frische gehackte Kräuter, z. B. Brennessel, Spitzwegerich oder Löwenzahn, zum Garnieren

Die Zwiebel in der Butter in einem großen Edelstahltopf glasig dünsten.
Das restliche Gemüse waschen, kleinschneiden und zu den Zwiebeln geben.
Das Wasser dazugeben und alles etwa 15 Minuten gar dünsten.
Mit Salz, Pfeffer und dem Gemüsebrühwürfel abschmecken.
Vor dem Servieren mit den Kräutern garnieren.
Dazu 1 Scheibe Dinkelbrot aus Sauerteig reichen.

Abendessen:

1–2 Scheiben Dinkelbrot
mit Philadelphia-Käse oder herzhafter Dinkelröstipaste.

2. Tag

Frühstück:

Öl-Käse-Kräuter-Creme

200 g Philadelphia oder Gervais
4 EL Frischmilch
4 EL Leinöl
Meersalz
je 2 gehäufte TL feingehackter Kerbel oder Basilikum

Den Käse mit Milch, Öl und Salz gut im Mixer mischen, danach die frischen Kräuter einrühren.
Dazu 1 Scheibe Dinkelbrot.

Mittagessen:

Reibekuchen

(für 2 Personen, basenreich)

500 g geschälte Kartoffeln
1 Eidotter
Meersalz
Galgantpulver (Reformhaus oder Apotheke)
Öl und Butter zum Bestreichen
120 g geschälte Tomatenscheiben
etwa 50 g Champignons oder Steinpilze
100 g Mozzarellascheiben
Meersalz, Oregano
feingehackte Petersilie

Die Kartoffeln ganz fein reiben, das Eidotter untermischen und mit Salz und Galgantpulver abschmecken.
Eine Pfanne mit Öl bestreichen und den leicht ausgedrückten Kartoffelteig in 2 Portionen in die Pfanne geben. Den Teig mit einem Spachtel etwa 1 cm dick breitdrücken.
Beide Reibekuchen beidseitig in etwa 5 Minuten knusprig braun braten. Beim Braten jede Seite mit etwas zerlassener Butter bestreichen.
Die 2 Reibekuchen auf ein eingeöltes Backblech legen, mit den Tomatenscheiben, den feingeschnittenen Pilzen und den Mozzarellascheiben belegen, mit etwas Salz

und Oregano nachwürzen und im vorgeheizten Ofen bei etwa 200 Grad etwa 10 Minuten überbacken, dann mit frisch gehackter Petersilie bestreuen und servieren.

Abendessen:

1–2 Scheiben Dinkelbrot
mit pflanzlicher Delikateßpaste (z. B. oli-fit)

3. Tag

Frühstück (besonders basenreich):

2 Bananen, 1 ausgereifter Apfel

Mittagessen:

Spargel

(für 1 Person)

500 g frischer Spargel
1 Tasse Wasser
1 Messerspitze Meersalz
1 Messerspitze gemahlener Muskat
1/4 TL Rübenkraut
3 mittelgroße Kartoffeln oder mehr
50 g Butter
1 EL gehackte Petersilie

Den Spargel schälen und waschen.
Den Spargel in das Wasser geben und zusammen mit dem Salz, dem Muskat und dem Rübenkraut aufkochen und auf kleiner Stufe etwa 20 Minuten gar dünsten.
Die Kartoffeln mit der Gemüsebürste säubern, halbieren und etwa 20 Minuten dämpfen lassen. Junge Kartoffeln können mit Schale gegessen werden.
Die Butter zerlassen.
Spargel und Kartoffeln auf einem Teller anrichten, mit der Butter übergießen und mit der Petersilie bestreuen.

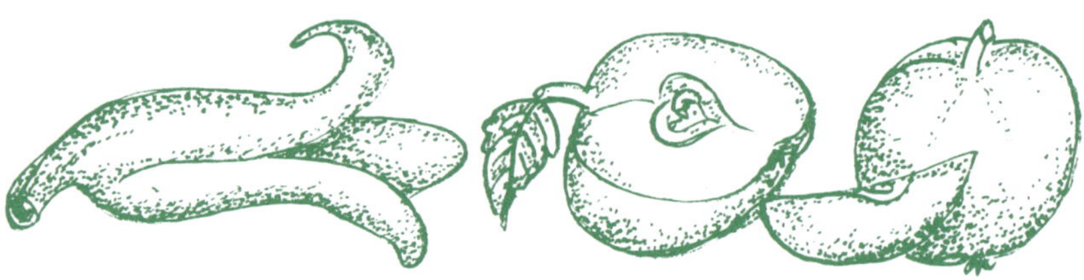

Abendessen:

Kartoffelsuppe
(für 1 Person, basenreich)

1/2 feingehackte Zwiebel
1/2 EL Butter
1/4 l Wasser
1/2 Stange feingeschnittener Porree
4 mittelgroße geviertelte Kartoffeln
1 EL Sahne
1/2 Gemüsebrühwürfel oder etwas Meersalz
1 Prise Pfeffer
1 Prise roter Paprika
1/2 EL sehr fein gehackter frischer Dill
1 Messerspitze Acerolapulver

Die Zwiebel in der Butter glasig dünsten und mit dem Wasser ablöschen.
Das feingeschnittene Gemüse und die Kartoffeln dazugeben.
Alles zum Kochen bringen und dann auf kleiner Stufe etwa 15 Minuten köcheln lassen. Danach alles mit einem Mixstab pürieren.
Mit der Sahne verfeinern und mit den Gewürzen abschmecken.
Den feingehackten Dill darüberstreuen.
Das Acerolapulver kurz vor dem Servieren dazugeben.

4. Tag

Frühstück:

Dinkelröstibrei
(besonders basenreich)

3 gehäufte EL Dinkelrösti (ca. 70 g)
1/4 l Wasser
1/4 l Frischmilch
1 TL Bienenhonig
1 Prise Meersalz

Das Mehl mit kaltem Wasser und Milch anrühren, zum Kochen bringen und unter Umrühren mit einem Schneebesen gut 5 Minuten köcheln lassen.
Vor dem Anrichten den Honig hinzufügen und mit etwas Salz würzen.

Mittagessen:

Sauerkraut mit Kartoffelbrei und Röstzwiebeln

(für 2 Personen, basenreich)

5 Kartoffeln (400 g küchenfertig)
1 EL vegetarische Gemüsebrühe (Instantpulver)
50 g süße Sahne
500 g Sauerkraut
1 große Gemüsezwiebel
1 1/2 EL ungehärtetes Kokosfett

Die Kartoffeln schälen, in kleine Würfel schneiden und in 350 ml Wasser im geschlossenen Topf in etwa 20 Minuten weich kochen.
Die Kartoffelwürfel im eigenen Kochwasser stampfen, dann das Püree mit der Instantbrühe abschmecken und mit der Sahne verfeinern.
Das Sauerkraut nach Belieben kleinschneiden und in einem Topf erwärmen.
In der Zwischenzeit die Zwiebel schälen und in feine Ringe schneiden.
Das Fett in der Pfanne erhitzen und die Zwiebelringe darin unter Wenden rösten.
Das heiße Sauerkraut mit dem Kartoffelbrei mischen und zusammen mit den Zwiebelringen servieren.

Abendessen:

Radieschenbrot

1 Scheibe Dinkelbrot aus Sauerteig
1 TL Butter
6 Radieschen
80 g körniger Frischkäse
1 EL Schnittlauchröllchen
Paprikapulver edelsüß

Das Brot mit der Butter bestreichen. Die Radieschen in dünne Scheiben schneiden und darauf verteilen.
Den Frischkäse auf die Radieschenscheiben geben und das Brot mit den Schnittlauchröllchen und Paprikapulver bestreuen.

5. Tag

Früstück:

Herzhaftes Brot

1 Scheibe Dinkelbrot aus Sauerteig
1 TL Butter
2 Salatblätter
1 Möhre
8 Haselnüsse
50 g Doppelrahmkäse

Das Brot mit der Butter bestreichen und mit den Salatblättern belegen.
Die Möhre schälen und in dünne Scheiben hobeln.
Die Haselnüsse in feine Blättchen hobeln und mit den Möhren mischen.
Beides unter den Frischkäse rühren und diesen auf die Salatblätter geben.

Mittagessen:

Spaghetti mit Knoblauchsoße
(für 2 Personen)

200 g rohe Vollkornspaghetti
1 TL Meersalz
2 Knoblauchzehen
125 ml süße Sahne
1/2 TL Kräutersalz
2 EL gehackte Petersilie
1 TL gehackter Salbei

Die Spaghetti in reichlich leicht gesalzenem Wasser in 10–12 Minuten bißfest garen.
In der Zwischenzeit den Knoblauch schälen, durch eine Presse in die Sahne drükken und alles mit dem Kräutersalz abschmecken.
Die Nudeln abgießen, kurz mit warmem Wasser abbrausen und mit der Sahnesoße mischen. Salbei daruntermischen und die Petersilie darüberstreuen.

Tip: Dazu paßt ein Tomatensalat. Soll es schnell gehen, kann man in Scheiben geschnittene Tomaten dazu essen.

Abendessen:

Katalanischer Rote-Bete-Salat

(für 2 Personen, basenreich)

2 Knollen rote Bete (600 g, küchenfertig)
1 EL vergorenes Molkekonzentrat (Molkosan)
3 EL saure Sahne
1 TL Kräutersalz
1 TL Kümmel
1 EL kaltgepreßtes Sonnenblumenöl
1 kleine Zwiebel
2 EL gehackte Petersilie

Die Blattansätze der roten Bete abschneiden und die ganzen Knollen in wenig Wasser in 20–25 Minuten garen (große Knollen benötigen bis zu 3/4 Stunden).
Die roten Bete etwas abkühlen lassen und dann die Haut abziehen. Die Knollen in kleine Würfel schneiden.
Für die Soße das Molkekonzentrat mit 6 Eßlöffeln Wasser und der sauren Sahne gut verquirlen. Das Kräutersalz und den Kümmel in die Soße rühren und das Öl darunterschlagen.
Die Zwiebel schälen, sehr fein würfeln und zu der Soße geben. Die Rote-Bete-Würfel mit der Soße mischen und die Petersilie darüberstreuen.

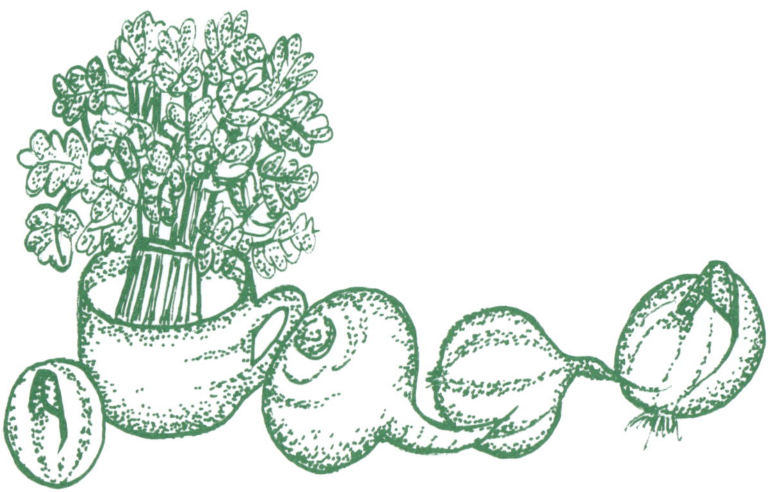

6. Tag

Frühstück:

Müsli

3 EL Dinkelrösti
1/2 Tasse Milch oder süße Sahne
1 ausgereifter Apfel
10 frisch gemahlene Haselnüsse
1 TL Imkerhonig
Zimt, Nelken, Anis, Kardamom

Das Dinkelmehl mit Milch oder Sahne verrühren.
Den Apfel kleinschneiden und zusammen mit den gemahlenen Haselnüssen und dem Honig dazugeben.
Das Ganze mit dem Mixer gut durchmengen und pürieren. Mit wenig der angegebenen Gewürze abschmecken.

Mittagessen:

Kartoffeln mit Tomaten
(für 4 Personen, besonders basenreich)

1 Gemüsezwiebel
2–3 Knoblauchzehen
1 kleine Möhre
1 Stange Bleichsellerie
800 g vollreife Eiertomaten
4 EL Olivenöl
2 Zweige Thymian
1 Zweig Rosmarin
Salz, schwarzer Pfeffer aus der Mühle
1/8 l trockener Rotwein
800 g mehlig kochende Kartoffeln
2–3 Stengel frischer Oregano

Die Zwiebel und den Knoblauch schälen, die Möhre und den Bleichsellerie putzen und waschen und alles in kleine Würfel schneiden.
Die Tomaten kurz blanchieren, häuten, halbieren und ohne Stengelansätze und Kerne kleinschneiden.

Das Öl in einem breiten, halbhohen Schmortopf erhitzen und das Gemüse darin anschwitzen. Tomaten und Kräuter dazugeben, mit Salz und Pfeffer würzen und mit Rotwein aufgießen. Zugedeckt bei schwacher Hitze 15 Minuten köcheln lassen.
In dieser Zeit die Kartoffeln schälen, waschen und in Viertel schneiden.
Unter die Tomaten und das Gemüse mischen und zugedeckt bei schwacher Hitze in etwa 35 Minuten gar kochen, dabei gelegentlich umrühren.
Die Oreganoblätter abzupfen, fein hacken und unter die Kartoffeln mischen.
Thymian und Rosmarin entfernen, das Kartoffelgericht mit Salz und Pfeffer würzen und noch kurz erhitzen.

Abendessen:

Herzhaftes Brot

Oft sind die einfachsten Dinge von überraschendem Wohlgeschmack, wenn der richtige Pfiff dazukommt.
Bestreichen Sie Dinkelbrot aus Sauerteig mit Butter, geben Sie viele rohe Zwiebelscheiben darauf, bestreuen Sie sie mit viel Curry, und legen Sie 1 dünne Scheibe Dinkelbrot darauf. So fein wie dieses doppelte Brot kann kein Wurstbrot schmekken.
Wenn Sie Verlangen nach etwas Kräftigem und Rohem haben und wenn Sie Ihrem Körper rasch einen kräftigen biologischen Kraftimpuls geben wollen, dann ist dieses Brot genau richtig.
Sie können diese Schnitte auch mit etwas Hefeflocken oder Hefeextrakt verfeinern. Den Zwiebelgeschmack können Sie mit Petersilie und Kräutersalz (nur wenig) neutralisieren.
Wenn Sie hinterher noch einen Pfefferminztee trinken, können Sie sogar unbedenklich in Gesellschaft gehen.

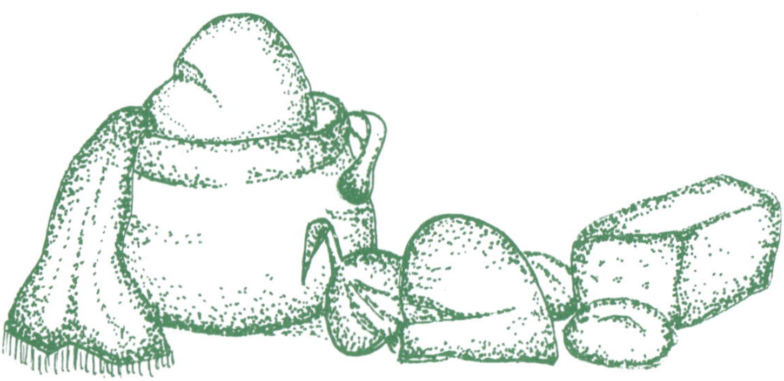

7. Tag

Frühstück:

Dinkel-Rosinen-Brötchen mit Butter und Honig

Mittagessen:

Gefüllte Forelle

(für 1 Person)

1 Forelle (ca. 250–300 g)
50 g rohes, gehacktes Sauerkraut
1 Strauß Dill
Salz, Pfeffer
Zitronensaft
60 g Butter
etwa 0,2 dl Pernod

Die Forelle waschen und leicht trocknen.
Das Sauerkraut mit etwas gehacktem Dill, Salz und Pfeffer würzen.
Die Forelle mit Salz, Pfeffer und Zitronensaft außen und innen leicht würzen und mit Sauerkraut füllen.
Den Fisch auf eine gut gebutterte Alufolie legen und gut einpacken. Im Ofen bei 200 Grad etwa 1/2 Stunde garen.
In einer Pfanne 50 g Butter bräunen und mit dem Pernod ablöschen.
Die gefüllte Forelle aus der Folie nehmen, auf einem heißen Teller anrichten und die Pernodbutter darübergießen. Mit dem restlichen Dill bestreuen.
Dazu passen am besten Salzkartoffeln.

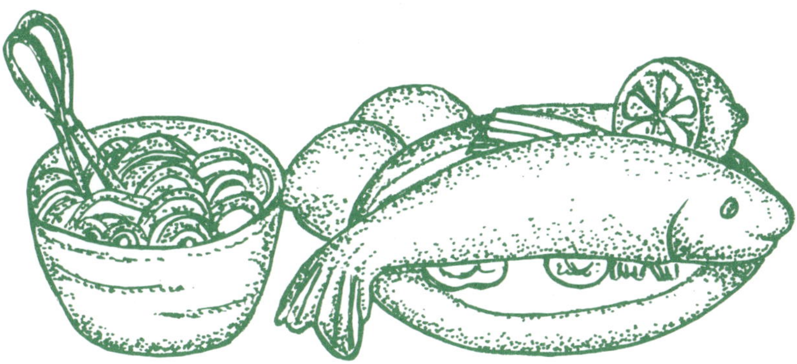

Abendessen:

Dinkel-Gemüse-Ravioli

150 g frisch gemahlenes Dinkelmehl (oder Weizen)
1 Ei
1 TL Olivenöl
Meersalz
50 g passierter Spinat (TK)
40 g Karotten
30 g Sellerie
40 g Champignons
40 g Petersilwurzel
5 g zerlassene Butter
Galgantpulver
10 g frische Kräuter (Basilikum, Estragon, Petersilie)
1 Vollwertbrötchen
1 Eigelb
250 ml Schlagrahm
60 ml Sauerrahm

Mehl, Ei, Olivenöl und Salz miteinander vermengen und zu einem glatten, festen Teig kneten. 1–2 Stunden ruhen lassen.
Das Gemüse putzen, schälen, kleinschneiden, im Dampftopf garen und mit Salz, Butter, Galgant und 2/3 der gehackten Kräuter abschmecken.
Das Gemüse fein zerkleinern, den aufgetauten Spinat hinzufügen, das eingeweichte Brötchen ebenfalls zerkleinern und dann untermengen.
Den Nudelteig dünn ausrollen und in etwa 10 cm breite und 50 cm lange Streifen schneiden. Die Hälfte mit etwas Eigelb und Wasser bestreichen und darauf in Abständen von etwa 3 cm je 1 Tupfer Fülle (mit Löffel oder Spritzsack) geben.
Nun die freie Teigseite über die Fülle legen und an den Rändern gut andrücken. Auch zwischen den Gemüsefüllungen den Teig mit dem Handrücken fest andrükken.
Mit einem Teigrad Ravioli schneiden und diese etwa 10 Minuten in Salzwasser nicht zu stark kochen lassen.
Den Schlagrahm 3 Minuten einkochen lassen, die restlichen Kräuter dazugeben und kurz vor dem Servieren den glattgerührten Sauerrahm daruntermengen. Nicht mehr kochen lassen!
Die Ravioli aus dem Wasser nehmen, kurz abtropfen lassen, sofort in die Rahmsoße geben und etwas durchschwenken. Auf vorgewärmten Tellern anrichten und servieren.

Basensuppen

(alle Rezepte für 2 Personen)

Das Kochen dieser Suppen soll immer ein leichtes Köcheln bei zugedecktem Topf sein. Zu starke Hitze würde zuviel Flüssigkeit verdunsten lassen, und die Suppe würde zu dick werden. Am besten schmecken die Basensuppen, wenn sie am Ende der Kochzeit mit einem Handmixgerät püriert und dann sofort serviert werden.

Kartoffelsuppe

250 g geschälte rohe Kartoffeln
etwa 3/4 l Gemüsebrühe
etwas Majoran, Thymian, Kümmel
1 Lorbeerblatt
Meersalz
etwas frisch geriebene Muskatnuß
1 EL Sauerrahm, um den Geschmack abzurunden
1 TL frisch gehackte Gartenkräuter zum Garnieren

Die geschälten Kartoffeln kleinwürfeln und in einen Kochtopf geben.
Die Gemüsebrühe hinzugeben, salzen und garen.
Etwa 10 Minuten vor dem Garwerden mit Majoran, Thymian, Kümmel und dem Lorbeerblatt würzen.
Das Lorbeerblatt dann wieder herausnehmen.
Mit dem Mixstab pürieren und mit Salz und Muskatnuß nachwürzen.
Den Sauerrahm gut abgerührt unterheben und die frischen Gartenkräuter sehr fein gehackt dazugeben. *Nicht mehr kochen!*

Die allgemein üblichen Kartoffelsuppen mit in heißem Fett gerösteten Zwiebeln und Mehl sind ungünstig, da schwer verdaulich.

Gemüse-Kartoffel-Suppe

100 g junges Wurzelgemüse (Karotten, Sellerie, Petersilienwurzel), abgeschabt oder geschält
150 g geschälte rohe Kartoffeln
etwa 3/4 l Gemüsebrühe
etwas Meersalz
frisch gemahlene Muskatnuß
1 EL Sauerrahm
1 TL kleinstgehackte frische Gartenkräuter (z. B. Kerbel, Zitronenmelisse)

Das Wurzelwerk waschen, in kleine Stücke schneiden und in einen Kochtopf geben.
Die Kartoffeln würfeln, zum Wurzelgemüse geben und die Gemüsebrühe hineingießen. Salzen und leicht kochen lassen.
Mit dem Mixstab pürieren und abschmecken.
Den Sauerrahm gut abgerührt unterheben und die frischen Kräuter darüberstreuen.

Fenchelsuppe

200 g kochfertig zugerichteter Fenchel (äußere Schale entfernen)
50 g geschälte rohe Kartoffeln
etwa 3/4 l Gemüsebrühe
Meersalz
1 EL Sauerrahm
Koriander, Muskatnuß
1 EL feinstgehacktes frisches Fenchelgrün

Den geputzten Fenchel halbieren (Strunk keilförmig herausschneiden), waschen und wie die Kartoffeln in grobe Würfel schneiden. Beides in einen Topf geben.
Mit der Gemüsebrühe aufgießen, salzen und garen.
Mit dem Handmixer pürieren, den Sauerrahm unterheben, abschmecken und mit Fenchelgrün garnieren.

Blumenkohl-Kartoffel-Suppe

20 g feingeschnittene Zwiebeln
10 g Butter
100 g Blumenkohl
150 g geschälte rohe Kartoffeln
etwa 3/4 l Gemüsebrühe
Basilikum, Kerbel
Weißwein
Meersalz

Die Zwiebeln in der Butter kurz anschwitzen.
Den Blumenkohl und die Kartoffeln würfeln und dazugeben.
Mit der Gemüsebrühe aufgießen, salzen und zugedeckt garen.
Die Suppe mit dem Handmixer pürieren und mit etwas Weißwein, Basilikum, Kerbel und Salz abschmecken.
Mit frischen Basilikumblättern und Kerbel garnieren.

Lauch-Kartoffel-Suppe

50 g junger Lauch
10 g Butter
200 g geschälte rohe Kartoffeln
Meersalz
Majoran, Thymian
etwa 3/4 l Gemüsebrühe
Muskatnuß

Den Lauch in Streifen schneiden und in der Butter anschwitzen.
Die Kartoffeln kleinschneiden, dazugeben und mit Salz, Majoran und Thymian würzen.
Die Brühe dazugießen und zugedeckt garen.
Etwas Muskatnuß dazugeben.
Am besten im Mixer zu einer cremigen Suppe verrühren.
Abschmecken und mit frischen Majoranblättern garnieren.

Sellerie-Kartoffel-Suppe

100 g rohe Kartoffeln
100 g junge Sellerieknolle
50 g Karotten
etwa 3/4 l Gemüsebrühe
1 EL Sauerrahm oder süßer Rahm
Meersalz
1 TL Hefeflocken
1 TL frische Thymianblätter

Die Kartoffeln, Sellerieknolle und Karotten schälen und in kleine Würfel schneiden.
In einen Topf geben, die Gemüsebrühe dazugießen und garen.
Mit dem Handmixer pürieren, den Rahm unterrühren, würzen und mit frischen Kräutern garnieren.

> Viele weitere Varianten der Basensuppen können durch individuelle Gemüsemischungen bereitet werden. Das Grundrezept (250 g kochfertiges Gemüse auf etwa 3/4 l Gemüsebrühe) soll aber beibehalten werden.

Die leicht bekömmlichen Basensuppen sind im Rahmen einer basenüberschüssigen

Kost stets empfehlenswert. Dabei können dann auch andere als die hier genannten Gemüsearten verwendet werden. Auch würfelig geschnittenes und gedämpftes Gemüse kann als zusätzliche Einlage in die Suppe gegeben werden.

Basenüberschüssige Hauptgerichte

Kartoffelauflauf

(für 2 Personen)

300 g festkochende Kartoffeln
250 g Magerquark
1 EL frisch geriebener Parmesankäse
2 Eigelb
2 EL frisch gehackte Kräuter (z. B. Petersilie, Kerbel, Dill, Basilikum)
Salz
weißer Pfeffer aus der Mühle
Cayennepfeffer
2 Eiweiß
1 EL Sesamsamen
Fett für die Form

Den Backofen auf 200 °C vorheizen.
Die Kartoffeln schälen, waschen und in dünne Scheiben hobeln.
In kochendem Salzwasser kurz blanchieren und abtropfen lassen.
Den Quark mit Käse, Eigelben und den Kräutern verrühren und mit Salz, Pfeffer und Cayennepfeffer abschmecken.
Die Eiweiße zu steifem Schnee schlagen und locker unter die Quarkcreme ziehen.
Eine gefettete Form abwechselnd mit Kartoffelscheiben und der Quarkmasse füllen, dann erneut mit Kartoffeln bedecken. Mit einer Quarkschicht abschließen und diese mit Sesamsamen bestreuen.
Im Backofen auf der mittleren Schiene in etwa 25 Minuten backen.

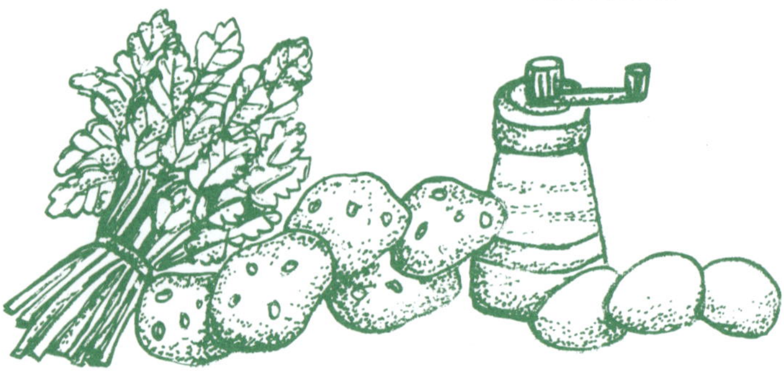

Schwäbischer Kartoffel-Gurken-Salat
(für 4 Personen)

800 g festkochende Kartoffeln
1 Salatgurke (400 g)
Salz
3–4 EL Weinessig
1 Zwiebel
4–5 EL Öl
schwarzer Pfeffer aus der Mühle
1 Bund Schnittlauch

Die Kartoffeln gar kochen.
Die Gurke schälen und hobeln, salzen und mit 2 Eßlöffeln Essig etwa 15 Minuten marinieren.
Die Kartoffeln pellen und in Scheiben schneiden.
Die Zwiebel schälen und fein hacken.
Beides zum Gurkensalat geben, mit dem Öl begießen, mischen, salzen und pfeffern.
Mit feingeschnittenem Schnittlauch bestreut servieren.

Zucchini-Kartoffel-Schupfnudeln
(für 4 Personen)

6 kleine Zucchini
1 kg mehlig kochende Kartoffeln
100 g Mehl
50 g Semmelbrösel
2 Eier
Salz, Pfeffer
Muskatnuß
Butterschmalz
Semmelbrösel zum Panieren

Joghurtsoße:

1 Becher Naturjoghurt
Saft von 1/2 Zitrone
1 TL Öl
Salz
weißer Pfeffer
2 EL kleingehackte frische Kräuter

Die Zucchini waschen, schälen die Enden abschneiden, der Länge nach halbieren und die Hälften grob raspeln.
In ein Sieb geben, mit wenig Salz bestreuen und abtropfen lassen.
Die Kartoffeln in genügend Wasser weich kochen, schälen und durch die Kartoffelpresse drücken.
Die Zucchini mit Küchenkrepp trockentupfen.
Für den Kartoffelteig die Kartoffeln mit Mehl, Semmelbröseln und Eiern vermischen, mit Salz, Pfeffer und Muskatnuß würzen, die geraspelten Zucchini hinzufügen und die Masse rasch zu einem Teig kneten. Bei Bedarf noch etwas Mehl dazugeben.
Den Teig zu einer Rolle formen und in etwa 1,5 cm dicke Scheiben schneiden. Die Scheiben zu etwa 5 cm langen, etwa fingerdicken Röllchen formen und leicht in Semmelbröseln wenden.
Das Butterschmalz in einer Pfanne erhitzen und die Nudeln portionsweise knusprig anbraten. Die fertigen Schupfnudeln mit etwas Fett in eine große Kasserolle geben und zugedeckt etwas nachdämpfen lassen.
Inzwischen die Joghurtsoße zubereiten. Dazu Joghurt, Zitronensaft und Öl mischen, mit Salz und weißem Pfeffer abschmecken und zum Schluß die feingehackten Kräuter unterrühren.
Die Schupfnudeln sofort servieren und die Soße dazu reichen.

Israelischer Kartoffelsalat

(für 4 Personen)

500 g festkochende Kartoffeln
1 reife Avocado
Saft von 1/2 Zitrone
2 EL Aceto Balsamico
125 ml Wasser
Salz
schwarzer Pfeffer aus der Mühle
3 EL Mayonnaise
2 EL Joghurt
1 Bund Schnittlauch
2 EL geröstete Sonnenblumenkerne

Die Kartoffeln gar kochen, nach dem Abkühlen schälen und würfeln.
Die Avocado der Länge nach halbieren, die Haut abziehen und den Kern entfernen. Jede Avocadohälfte in Würfel schneiden und mit Zitronensaft beträufeln.
Kartoffel- und Avocadowürfel in einer Schüssel mischen.

Aceto Balsamico, Wasser, Salz und Pfeffer gründlich miteinander verrühren, bis das Salz aufgelöst ist. Über die Kartoffel-Avocado-Würfel gießen und 1 Stunde ziehen lassen.
Die Mayonnaise und den Joghurt zusammen verrühren und unter den Salat mischen.
Mit feingeschnittenem Schnittlauch und den Sonnenblumenkernen bestreut servieren.

Griechische Kartoffelcreme

(für 4 Personen)

500 g mehlig kochende Kartoffeln
Salz
3–4 Knoblauchzehen
1 Eigelb
1/8 l Olivenöl
2–3 EL Zitronensaft
schwarzer Pfeffer aus der Mühle
50 g gehackte Walnüsse

Die Kartoffeln schälen, in Viertel schneiden und mit wenig Salzwasser bedeckt gar kochen.
Die Knoblauchzehen schälen und mit Salz in einem Mörser zerdrücken.
Die Kartoffeln durch die Kartoffelpresse drücken und Knoblauch sowie das Eigelb untermischen.
Unter Rühren mit einem Holzlöffel so viel Öl dazugießen, bis eine cremige Masse entsteht. Mit Zitronensaft und Pfeffer abschmecken und die grob gehackten Walnüsse untermischen.

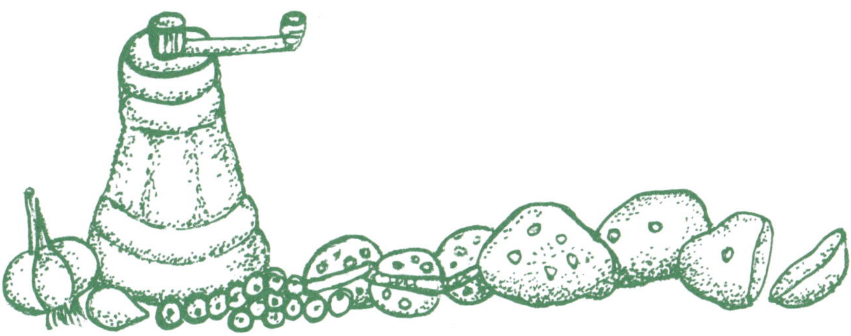

Tomaten-Kartoffel-Topf

(für 4 Personen)

1 Zwiebel
1–2 Knoblauchzehen
500 g Fleischtomaten
2 EL Olivenöl
1 Zweig Thymian
1 Zweig Rosmarin
Salz
schwarzer Pfeffer aus der Mühle
500 g mehlig kochende Kartoffeln
8 EL Gemüsebrühe
1 EL gehackte Petersilie
1 EL gehackte Basilikumblätter

Die Zwiebel schälen und ebenso wie die Knoblauchzehen würfeln.
Die Tomaten blanchieren, häuten, entkernen und in Stücke schneiden.
Das Öl in einer Kasserolle erhitzen und die Zwiebel- und Knoblauchwürfel darin anbraten. Tomaten, Thymian und Rosmarin hinzufügen und mit Salz und Pfeffer würzen. Zugedeckt etwa 5 Minuten köcheln lassen.
Inzwischen die Kartoffeln schälen und würfeln.
Unter die Tomaten mischen, mit der Brühe aufgießen und zugedeckt bei schwacher Hitze in etwa 30 Minuten garen, dabei gelegentlich umrühren.
Den Tomaten-Kartoffel-Topf noch einmal abschmecken und mit Petersilie und Basilikum bestreut servieren.

Russische Kohlsuppe

(für 4 Personen)

1/2 Weißkohl (etwa 500 g)
150 g Zwiebeln
1 kleine Sellerieknolle
1 große Möhre
1 Petersilienwurzel
1 EL Butter
300 g festkochende Kartoffeln
2 l Gemüsebrühe
300 g Tomaten
schwarzer Pfeffer aus der Mühle, Salz

Den Kohl putzen, vierteln, waschen und ohne Strunk grob hacken.
Die Zwiebeln schälen und in Scheiben schneiden.
Sellerie, Möhre und Petersilienwurzel putzen, waschen und in feine Streifen schneiden.
In einem großen Topf die Butter erhitzen. Darin die Zwiebeln weich dünsten, dann Kohl, Sellerie, Möhre und Petersilienwurzel dazugeben und 15 Minuten zugedeckt bei schwacher Hitze schmoren.
Die Kartoffeln schälen und würfeln, mit der Brühe zum Kohl geben, erhitzen und 20 Minuten köcheln lassen.
Die Tomaten heiß überbrühen, kalt abschrecken und häuten; halbieren, entkernen, grob hacken und für 10 Minuten mitköcheln.
Mit Pfeffer und Salz abschmecken und heiß servieren.

Blechkartoffeln mit Gurkenquark

(für 2 Personen)

500 g festkochende, mittelgroße Kartoffeln
1 EL Öl
2 EL Kümmel
schwarzer Pfeffer aus der Mühle
1 Knoblauchzehe
1 kleine Zwiebel
200 g Salatgurke
250 g Speisequark
Salz
1 EL feingeschnittener Dill

Den Backofen auf 220 °C vorheizen.
Die Kartoffeln gründlich waschen, abtrocknen und halbieren.
Ein Backblech mit Alufolie auslegen, mit Öl bepinseln und mit Kümmel und Pfeffer bestreuen.
Die Kartoffeln mit der Schnittfläche darauflegen und auf der mittleren Schiene des Backofens in etwa 35–40 Minuten garen.
Inzwischen die Knoblauchzehe und die Zwiebel schälen und fein hacken.
Die Gurke waschen, schälen und ohne Kerne in kleine Würfel schneiden.
Den Quark verrühren und das Gemüse untermischen, mit Salz und Pfeffer würzen.
Dann mit Dill bestreuen und zu den Kartoffeln servieren.

Die Möglichst-Tabelle

Diese Übersicht richtet sich im wesentlichen nach den Grundsätzen des Ernährungswissenschaftlers Professor Kollath und seinem Kernsatz: „Laßt Eure Nahrung so natürlich wie möglich". Mit dem *möglich* ist der Kompromiß angedeutet und die Tatsache berücksichtigt, daß es verschiedene Magen-Darm-Typen gibt.Daher gilt bei der Ernährung: *Es ist nicht alles für alle gleich!*
Nach den im Buch aufgeführten Grundsätzen sollte man bei seiner Ernährung darauf achten, möglichst viel aus der linken Spalte, aber möglichst wenig aus der rechten Spalte auf den Tisch zu bringen und dabei seine Lebensmittel möglichst richtig kombinieren.

Möglichst oft auf den Tisch

- alle basischen Nahrungsmittel (siehe Tabelle Seite 130)
- alle Arten von Obst, bevorzugt heimisches
- alle Arten Salat
- alle Arten Gemüse
- Getreide, bevorzugt Buchweizen, gekeimt oder geschrotet (mit Apfel)
- alle Arten von Kräutern, frisch oder schonend getrocknet
- Hülsenfrüchte
- erstgepreßte Speiseöle
- reines Trinkwasser

Möglichst täglich

- Obst, Salat und Gemüse

Möglichst wenig auf den Tisch

- alle säurebildenden Nahrungsmittel (siehe Tabelle Seite 131)
- Fabrikzucker und Zuckererzeugnisse (Schokolade, Bonbons usw.)
- chemische Süßmittel
- Kochsalz, Geschmacksverstärker (auch verstecktes Salz in Brot, Käse, Wurst)
- alle Auszugsprodukte (z. B. Brot, Kuchen, Torten, Nudeln, Marmelade usw.)
- alle Fleisch- und Wurstarten, vornehmlich vom Schwein

- Kunstfette (z. B. Margarine, tierische Fette)
- H-Milch und Milchprodukte (wie Hartkäse, Joghurt, Sauermilch usw.)
- Speiseeis, gekochtes Obst
- Fertiggerichte und Fast food, Paniertes, Frittiertes, Einbrenn
- alle Cola- und Limonadengetränke

Möglichst gar nicht

- alle Konserven
- alles vom Schwein
- H-Milch

Anhang

Säure- und Basenbildner in der Nahrung
(Übersicht)

Stark basenüberschüssig:

Gemüsesäfte
Fruchtsäfte
Früchte (nicht abends!)
Gemüsefrüchte (Auberginen, Kürbis, Zucchini)
Blattgemüse/Blattsalate (Mangold, Spinat, alle Kohlarten)
Knollengemüse (Kohlrabi)
Wurzelgemüse (Sellerie, rote Bete, Möhren, Meerrettich)
Kartoffeln
Pfifferlinge
Steinpilze
Molke
Gurken, Rhabarber, Lauch

Schwach basenüberschüssig:

Buttermilch
Sauermilch
Vollmilch (Kindernahrungsmittel! Kein Getränk!)
Trockenobst
Apfelkraut
Dattelsirup
Rübensirup
Vollsojamehl
Weizenkeime
Dinkelkeime
Feldsalat

Stark säureüberschüssig:

Hartkäse
Fleisch
Wurstwaren
Fisch
Eier
Schokolade
Kakao
Weißmehl und Weißmehlprodukte
Kaffee
Industriezucker und *alle* zuckerhaltigen Produkte
Erdnüsse, Paranüsse

Schwach säureüberschüssig:

Quark (Bioghurt/Biogarde-Kulturen, Sanoghurt)
Haselnüsse
Weizenvollkornmehl
Roggenvollkornmehl
Vollkornknäckebrot
Vollkornbrot
Erzeugnisse aus Vollkornschrot

Noch ein Wort zu einigen Genußmitteln:

- Schwarzer Tee (wenn lang gezogen) wirkt stark basisch.
- Getreidekaffee wirkt neutral bis leicht basisch (je nach Sorte).
- Bier erweist sich als neutral bis leicht säurebildend.
- Trockener Wein ist ein leichter Basenspender.
- Hochprozentiger Alkohol ist stets stark säurebildend.

Detaillierte Übersicht

(nach Forschungen und Aufzeichnungen von Professor Bannister, Dr. Ragnar Berg und Fred W. Koch)

Die mit Plus (+) gekennzeichneten Nahrungsmittel sind basenbildend, die mit Minus (–) gekennzeichneten bilden Säuren. Je höher die Pluszahl, desto wertvoller ist das jeweilige Produkt, je höher die Minuszahl, um so belastender ist es. Die angegebenen Werte sind auf jeweils 100 g Nahrungsmittel berechnet (unbearbeitete Form).

Gemüse:

Rosenkohl	– 9,9
Artischocken	– 4,3
Erbsen, reif	– 3,4
Wirsing, weiß	– 0,6
Grünkohl im März	+ 0,2
Spargel	+ 1,1
Zwiebeln	+ 3,0
Blumenkohl	+ 3,1
Grünkohl im Dez.	+ 4,0
Wirsing, grün	+ 4,5
Feldsalat	+ 4,8
Erbsen, frisch	+ 5,1
Rotkraut	+ 6,3
Rhabarber (Stengel)	+ 6,3
Porreeknollen	+ 7,2
Brunnenkresse	+ 7,7
Schnittlauch	+ 8,3
Schnittbohnen (frisch)	+ 8,7
Porreeblätter	+ 11,2
Sauerampfer	+ 11,5
Brechbohnen (grün)	+ 11,5
Spinat, Ende März	+ 13,1
Sellerie	+ 13,3
Tomaten	+ 13,6
Kopfsalat, frisch	+ 14,1
Endivie, frisch	+ 14,5
Löwenzahn, frisch	+ 22,7
Gurken, frisch	+ 31,5

Kartoffeln und Wurzelgemüse:

Schwarzwurzeln	+ 1,5
Rettich, früh, weiß	+ 3,1
Kohlrüben	+ 3,1
Kartoffeln (mag.bon)	+4,7
Kohlrabi	+ 5,1
Meerrettich	+ 6,8
Kartoffeln (Blaublüher)	+ 8,1
Karotten	+ 9,5
rote Rüben, frisch	+ 11,3
Rettich, schwarz	+ 39,4

Früchte (frisch):

Äpfel, unreif	+ 1,0	Johannisbeeren, schwarz	+ 6,1
Johannisbeeren, rot	+ 2,4	Pfirsiche	+ 6,4
Erdbeeren	+ 3,1	Aprikosen	+ 6,6
Birnen	+ 3,2	Preiselbeeren	+ 7,0
Sauerkirschen	+ 3,5	Brombeeren	+ 7,2
Ananas	+ 3,6	Trauben, reif	+ 7,6
Äpfel, reif	+ 4,1	Stachelbeeren, reif	+ 7,7
Weichselkirschen	+ 4,3	Korinthen	+ 8,2
Süßkirschen	+ 4,4	Apfelsinen	+ 9,2
Mirabellen	+ 4,4	Zitronen	+ 9,9
Zwetschen	+ 4,8	Bananen, reif	+ 10,1
Datteln	+ 4,9	Mandarinen	+ 11,5
Bananen, unreif	+ 4,9	Rosinen	+ 15,1
Himbeeren	+ 5,1	Hagebutten	+ 15,5
Heidelbeeren	+ 5,3	Feigen, getrocknet	+ 27,5
Pflaumen, süß	+ 5,8		

Dosenfrüchte sind ernährungsphysiologisch völlig wertlos! Das Selbsteingemachte gehört hier ebenfalls dazu (starke Minuswerte!). Tiefkühlkost ist weitgehend wertgeschädigt, behält aber Restwerte (Minuswerte!).

Milch und Milcherzeugnisse:

Hartkäse	– 18,1	Ziegenmilch	+ 2,4
Quark	– 17,3	Molke	+ 2,6
Sahne	– 3,9	Schafmilch	+ 3,2
H-Milch	– 1,0	Kuhmilch (Frischmilch)	+ 4,5
Buttermilch	+ 1,3	Soja-"Milch"	+ 15,0
Muttermilch	+ 2,2		

Andere Eiweißträger:

Schweinefleisch	– 38,0	Süßwasserfisch	– 11,8
Kalbfleisch	– 35,0	Putenfleisch	– 10,5
Rindfleisch	– 34,5	Speck, geräuchert	– 8,5
Hühnerei	– 20,0	Steinpilze	+ 4,0
Seefisch	– 20,0	Pfifferlinge	+ 4,5

Beim Hühnerei unterscheiden sich die Werte je nach Fütterung zwischen – 18,0 bis – 22,0 (Mittelwert ca. – 20,0).

Mehl, Teigwaren, Körnerfrüchte:

Reis, halbgeschält	– 39,1	Weizenmehl, Auszug	– 2,6
Roggenmehl, Auszug	– 16,4	Vollkornnudeln	– 2,0
Graupen	– 13,7	Sojanudeln	– 0,2
Reis, naturbelassen	– 12,5	Kartoffelstärke	+ 2,0
Weizengrieß	– 10,1	Linsen	+ 6,0
Haferflocken	– 9,2	weiße Bohnen	+ 12,1
Nudeln, weiß	– 5,9	Sojamehl	+ 12,8
Grünkern	– 4,6	Sojagranulat	+ 24,0
Reisstärke	– 4,6	Sojanüsse	+ 26,5
Buchweizengrütze	– 3,7	Sojareinlecithin	+ 38,0

Bei Sojaprodukten ist auf die Herkunft und auf die Art der Fertigung zu achten, weil es große Qualitätsunterschiede gibt. Die vorgenannten Werte stammen von Soja aus den USA (voll am Strauch gereift und mit Keimling verarbeitet).

Brot:

Schwarzbrot	– 17,0	Vollkornbrot	– 6,0
Weißbrot	– 10,9	Vollwertbrot	– 4,5
Kommißbrot	– 7,3	Knäcke (Schweden)	– 3,7
Zwieback, weiß	– 6,5	Vollkornzwieback	– 2,2
Schrotbrot	– 6,1		

Nüsse:

Erdnüsse	– 12,7	Kastanien	– 5,9
Paranüsse	– 8,8	Mandeln, süß	– 0,6
Walnüsse	– 8,0	Haselnüsse	– 0,2

Fette:

Margarine	– 7,5	Butter	– 3,9

Speiseöle sind höchst unterschiedlich in ihrer Wertigkeit. Raffinadeöle schneiden weitaus schlechter ab als erstgepreßte Öle.

Stark basenüberschüssig sind:

Blütenpollen	Spinat (roh als Salat)
Zuchthefe, Bierhefe	reife Bananen
Bienenhonig	Blütentee

Es erscheint mir wenig sinnvoll, die tägliche Ernährung ausschließlich von Tabellen abhängig zu machen. Daher soll diese Aufstellung auch nur eine Orientierungshilfe sein und gewisse Anhaltspunkte bieten.

Rezept für Basenmischung

Natrium phosphoricum	10,0
Kalium bicarbonicum	10,0
Calcium carbonicum	100,0
Natrium bicarbonicum ad	200,0

Register

Gesamtprogramm

Herzinfarkt – *Wende zum gesünderen Leben,*
von Gerhard Leibold
2. Aufl., 111 Seiten, 4 Zeichn., kart.,
ISBN 3-926955-01-5
DM 19,80 ÖS 145,– SFr 19,80

Heilpflanzen – *Die wichtigsten Arten und ihre Anwendung,*
von Apotheker Mannfried Pahlow
4. Aufl., 117 Seiten, 43 Zeichn., kart.,
ISBN 3-926955-03-1
DM 19,80 ÖS 145,– SFr 19,80

Arzneigewürze – *Schmackhafte Hilfen für Ihre Gesundheit,*
von Dr. Uli Mautner und Bernd Küllenberg
3. Aufl., 128 Seiten, 50 Zeichn., kart.,
ISBN 3-926955-14-7
DM 19,80 ÖS 145,– SFr 19,80

Niedriger Blutdruck – *Hilfe durch bewährte Naturheilverfahren,*
von Gerhard Leibold
4. Aufl., 110 Seiten, 5 Zeichn., kart.,
ISBN 3-926955-21-X
DM 19,80 ÖS 145,– SFr 19,80

Tai Chi für Anfänger – *Illustrierte Einführung in die chinesische Bewegungsmeditation,*
von Thomas Methfessel
6. Aufl., 144 Seiten, 170 Fotos, 10 Zeichn., kart., ISBN 3-926955-23-6
DM 24,80 ÖS 181,– SFr 24,80

Knochenentkalkung muß kein Schicksal sein – *Ursachen, Vorbeugung und Behandlung der Osteoporose,*
von Gerhard Leibold
5. Aufl., 105 Seiten, 14 Zeichn., kart.,
ISBN 3-926955-26-0
DM 19,80 ÖS 145,– SFr 19,80

Altchinesische Heilungswege – *Das Handbuch der fernöstlichen Naturheilkunde,*
von Kai Uwe Frank
6. Aufl., 222 Seiten, 66 Abb., kart.,
ISBN 3-926955-29-5
DM 24,80 ÖS 181,– SFr 24,80

Mehr leisten ohne Tabletten – *Das 10-Wochen-Fitneßprogramm,*
von Gerhard Leibold
160 Seiten, 10 Zeichn., kart.,
ISBN 3-926955-31-7
DM 19,80 ÖS 145,– SFr 19,80

Spurenelemente – *So helfen sie Ihrer Gesundheit,*
von Dr. med. Andrew Stanway
78 Seiten, kart.,
ISBN 3-926955-33-3
DM 19,80 ÖS 145,– SFr 19,80

Mit 40 schon an 60 denken – *Fit und gesund bis ins hohe Alter,*
von Gerhard Leibold
149 Seiten, kart.,
ISBN 3-926955-36-8
DM 19,80 ÖS 145,– SFr 19,80

Rückenschmerzen lindern – *Vorbeugen und behandeln mit Naturheilkunde,*
von Paul Mohr
4. Aufl., 161 Seiten, 43 Abb., kart.,
ISBN 3-926955-39-2
DM 19,80 ÖS 145,– SFr 19,80

Leben mit Asthma, Bronchitis, Emphysem,
von Professor Dr. med. Linus Geisler
4. Aufl., 174 Seiten, 37 Abb., kart.,
ISBN 3-926955-40-6
DM 24,80 ÖS 181,– SFr 24,80

Gesunde Darmflora – *Selbsthilfe bei Dysbiose und anderen Darmerkrankungen,*
von Gerhard Leibold
4. Aufl., 124 Seiten, Zeichn., kart.,
ISBN 3-926955-41-4
DM 19,80 ÖS 145,– SFr 19,80

Schöne Heilbäder in Deutschland – *Therapien, Unterkunft, Freizeit, Sport, Kultur,*
von Dr. Gerhard Eckert
4., überarb. Aufl., 180 Seiten, 60 Fotos, kart.,
ISBN 3-926955-42-2
DM 24,80 ÖS 181,– SFr 24,80

Gesund wohnen – gesund schlafen – *Elektrosmog und Wohngifte vermeiden,*
von Gottfried Joachim Wohlfeil
5. Aufl., 137 Seiten, 80 Abbildungen, kart.,
ISBN 3-926955-43-0
DM 19,80 ÖS 145,– Sfr 19,80

Männerkrankheiten – *Vorbeugung und Therapie der Prostataleiden,*
von Gerhard Leibold
3. Aufl., 114 Seiten, Zeichnungen, kart.,
ISBN 3-926955-46-5
DM 19,80 ÖS 145,– SFr 19,80

Sanfte Hilfen für die Seele – *Homöopathische Therapien bei Angst, Depression und anderen psychischen Störungen,*
von Gerhard Leibold
4. Aufl., 141 Seiten, kart.,
ISBN 3-926955-48-1
DM 19,80 ÖS 145,– SFr 19,80

Dr. Werner Jopp Verlag

Neurodermitis – *Ganzheitstherapie für Körper und Seele,*
von Gerhard Leibold
empfohlen vom Deutschen Neurodermitiker Bund e. V.
2. Aufl., 132 Seiten, kart.,
ISBN 3-926955-50-3
DM 19,80 ÖS 145,– SFr 19,80

Tarot – *Ihr innerer Spiegel – Lebenshilfe aus dem Unbewußten,*
von Dr. Klaus D. Biedermann
3. Aufl., 173 Seiten, 96 Abb., kart.,
ISBN 3-926955-51-1
DM 24,80 ÖS 181,– SFr 24,80

Die Kunst des Seins – *Eine praktische Lebenshilfe,*
von Dr. Klaus D. Biedermann
3. Aufl., 98 Seiten, kart.,
ISBN 3-926955-52-X
DM 24,80 ÖS 181,– SFr 24,80

Nie wieder erkältet – *So helfen Heilpflanzen und bewährte Familienrezepte,*
von Oliver Clark
2. Aufl., 82 Seiten, kart.,
ISBN 3-926955-53-8
DM 19,80 ÖS 145,– SFr 19,80

Arterien- und Venenleiden erfolgreich behandeln – *Arteriosklerose, Krampfadern, Thrombose,*
von Michael Anderson
2. Aufl., 165 Seiten, 50 Zeichnungen, kart.,
ISBN 3-926955-54-6
DM 19,80 ÖS 145,– SFr 19,80

Schmerzen lindern – *Ursachen durch Ganzheitstherapie heilen,*
von Gerhard Leibold
138 Seiten, kart.,
ISBN 3-926955-58-9
DM 19,80 ÖS 145,– SFr 19,80

Cholesterinarm leben – *Praktischer Ernährungsratgeber bei zu hohen Blutfettwerten – Mit über 100 Rezepten,*
von Nora Kircher
4. Aufl., 105 Seiten, Zeichnungen, kart.,
ISBN 3-926955-59-7
DM 19,80 OS 145,– SFr 19,80

Kinderkrankheiten – *Homöopathische Hilfen und Hausmittel,*
von Anne Millich
5. Aufl., 137 Seiten, Zeichn., kart., zweifarbig
ISBN 3-926955-68-6
DM 19,80 ÖS 145,– SFr 19,80

Tinnitus lindern durch Laserlicht – *Die neue Kombinationstherapie bei Ohrgeräuschen, Hörsturz und Gleichgewichtsstörungen,*
von Dr. med. Lutz Wilden und Michaela Fritsch
3., verb. Aufl., 120 Seiten, Abbildungen, kart.,
ISBN 3-926955-70-8
DM 19,80 ÖS 145,– SFr 19,80

Vorsicht Lebensmittel! – *Praktische Hilfen für Ihr Kaufverhalten – Übersicht: Gesund und umweltfreundlich einkaufen,*
von Gerhard Leibold
154 Seiten, kart.,
ISBN 3-926955-71-6
DM 19,80 ÖS 145,– SFr 19,80

Kinderseelen wollen lachen – *Geschichten zur Meisterung des Lebens,*
von Anne Millich
97 Seiten, Zeichnungen, kart.,
ISBN 3-926955-72-4
DM 19,80 ÖS 145,– SFr 19,80

Purinarm leben – *Praktischer Ernährungsratgeber bei Gicht – Mit über 100 Rezepten,*
von Nora Kircher
4. Aufl., 115 Seiten, Zeichnungen, kart.,
ISBN 3-926955-73-2
DM 19,80 ÖS 145,– SFr 19,80

Hunde naturheilkundlich behandeln – *Krankheitsvorsorge und Erste-Hilfe-Maßnahmen,*
von Sonja Jäger
172 Seiten, 5 Zeichn., kart.,
ISBN 3-926955-75-9
DM 24,80 ÖS 181,– SFr 24,80

Leber- und Gallenleiden – *Ursachen, Symptome, erfolgreiche Naturheilverfahren,*
von Gerhard Leibold
2. Aufl., 129 Seiten, Zeichn., kart.,
ISBN 3- 926955-76-7
DM 19,80 ÖS 145,– SFr 19,80

Heilen mit Wasser – *Güsse, Bäder, Wickel, Packungen, Wärme und Kälte,*
von Michael Anderson
mit einem Nachwort von Prof. Dr. med. Klaus Miehlke
3., erweiterte Aufl., 174 Seiten, 64 Abb., kart.
ISBN 3-926955-78-3
DM 19,80 ÖS 145,– SFr 19,80

Gesund durch Teebaumöl – *Geschichte, Herstellung, praktische Anwendung, Erfahrungsberichte,*
von Alfred Binder
3. Aufl., 103 Seiten, Abb., kart., zweifarbig,
ISBN 3-926955-79-1
DM 19,80 ÖS 145,– SFr 19,80

Dr. Werner Jopp Verlag

Lexikon der Naturmedizin – *Naturheilverfahren, Krankheiten, Selbsthilfe,*
von Gerhard Leibold
194 Seiten, Zeichnungen, kart.,
ISBN 3-926955-81-3
DM 24,80 ÖS 181,– SFr 24,80

Pilzerkrankungen – *Ursachen, Symptome, erfolgreiche Naturheilverfahren,*
von Paul Mohr
2. Auflage, 105 Seiten, kart.,
ISBN 3-926955-82-1
DM 19,80 ÖS 145,– SFr 19,80

Vitamine – *Was, wieviel, wofür?*
von Kerstin Michalek und Martin Schambeck
104 Seiten, Tabellen, kart.,
ISBN 3-926955-84-8
DM 19,80 ÖS 145,– SFr 19,80

Farbtherapien – *Die Selbstheilungskräfte aktivieren – natürlich und ohne Nebenwirkungen*
von Paul Mohr
156 Seiten, Abb., kart.,
ISBN 3-926955-85-6
DM 24,80 ÖS 181,– SFr. 24,80

Kopfschmerzen und Migräne – *natürlich lindern, ganzheitlich heilen,*
von Gerhard Leibold
133 Seiten, 4 Zeichn., kart., zweifarbig,
ISBN 3-926955-86-4
DM 19,80 ÖS 145,– Sfr. 19,80

Colon-Hydro-Therapie – *Chronische Krankheiten durch Darmsanierung heilen,*
von Manfred A. Ullrich
6., erweiterte Aufl., 128 Seiten, Zeichn., kart.,
ISBN 3-926955-88-0
DM 19,80 ÖS 145,– SFr 19,80

Antioxidanzien gegen freie Radikale – *Gesünder leben mit den Vitaminen C, E un d Betakarotin,*
von Stefan R. Voges
2. Aufl., 165 Seiten, Zeichn., kart., zweifarbig,
ISBN 3-926955-89-9
DM 24,80 ÖS 181,– SFr. 24,80

Altindische Heilungswege – *Praktische Anwendung des Ayurveda,*
von Matthias Schramm
175 Seiten, Abb., kart., zweifarbig,
ISBN 3-926955-90-2
DM 24,80 ÖS 181,– SFr. 24,80

Enzymtherapie – *Vorbeugen und heilen mit lebenswichtigen Biokatalysatoren,*
von Gerhard Leibold
131 Seiten, Zeichn., kart., zweifarbig
ISBN 3-926955-94-5
DM 19,80 ÖS 145,– SFr 19,8ß

Arthritis und Arthrose – *Ursachen, Symptome, ganzheitliche Behandlung,*
von Gerhard Leibold
2. Aufl., 164 Seiten, Abb., kart., zweifarbig
ISBN 3-926955-96-1
DM 19,80 ÖS 145,– SFr. 19,80

Gesund durch Manukaöl – *Geschichte, Herstellung, praktische Anwendung und Erfahrungsberichte,*
von Alfred Binder und Adelheid Birmelin
103 Seiten, Zeichn., kart., zweifarbig
ISBN 3-926955-97-X
DM 19,80 ÖS 145,– SFr 19,80

Augenkrankheiten – *Erfolgreiche Naturheilverfahren und Vorsorge durch Sehtraining nach Dr. Bates,*
von Gerhard Leibold
153 Seiten, Zeichn., kart., zweifarbig
ISBN 3-936955-98-8
DM 24,80 ÖS 181,– SFr 24,80

Katzen naturheilkundlich behandeln – *Krankheitsvorsorge und Erste-Hilfe-Maßnahmen,*
von Sonja Jäger
161 Seiten, Zeichn., kart.,
ISBN 3-926955-99-6
DM 24,80 ÖS 181,– SFr. 24,80

Magnetfeldtherapie – *Schmerzen lindern – natürlich und ohne Nebenwirkungen,*
von Karl-Heinz Hanusch
13. Aufl., 125 Seiten, 7 Fotos, kart.,
ISBN 3-89698-102-1
DM 24,80 ÖS 181,– SFr 24,80

Leben ohne Gluten – *Ratgeber für Zöliakie, Sprue und Getreideallergie – Mit über 150 Rezepten,*
von Nora Kircher
2. Aufl., 178 Seiten, Zeichn., kart., zweifarbig
ISBN 3-89698-103-X
DM 24,80 ÖS 181,– SFr 24,80

Sauerstofftherapien – *Die gesunde Art, Energie zu tanken,*
von Paul Mohr
4., verb. Aufl., 143 Seiten, 23 Abb., kart.,
ISBN 3-89698-105-6
DM 24,80 ÖS 181,– SFr 24,80

Risiko Bluthochdruck – *Ursachen, Vorbeugung, erfolgreiche Naturheilverfahren,*
von Gerhard Leibold
6. Aufl., 123 Seiten, Abb., kart.,
ISBN 3-89698-106-4
DM 19,80 ÖS 145,– SFr 19,80

Dr. Werner Jopp Verlag

Das heilende Fasten – *So stärken Sie Ihr Wohlbefinden,*
von Dr. med. Otto Buchinger und Dr. med. Andreas Buchinger
12. Aufl., 130 Seiten, kart.,
ISBN 3-89698-107-2
DM 19,80 ÖS 145,– SFr 19,80

Schuppenflechte – *Ursachen, Symptome, ganzheitliche Behandlung*
von Gerhard Leibold
153 Seiten, Abb., zweifarbig, kart.,
ISBN 3-89698-108-0
DM 24,80 ÖS 181,– SFr 24,80

Heilen, pflegen, kochen mit Speiseölen – *Geheimnisse der Öle mit über 200 Anwendungen und Rezepten*
von Nora Kircher
114 Seiten, zweifarbig, kart.,
ISBN 3-89698-109-9
DM 19,80 ÖS 145,– SFr 19,80

Heuschnupfen – *Ursachen, Symptome, ganzheitliche Behandlung*
von Gerhard Leibold
176 Seiten, Zeichn., kart., zweifarbig
ISBN 3-89698-111-0
DM 24,80 ÖS 181,– SFr 24,80

Gesund durch analytische Kinesiologie – *Der Muskeltest als Brücke zu ganzheitlicher Heilung*
von Dr. med. Christa Keding-Pütz
180 Seiten, Zeichnungen, kart.,
ISBN 3-89698-112-9
DM 24,80 ÖS 181,– SFr 24,80

Gesund durch psychologische Kinesiologie – *Die Kraft der Psyche als Tür zur Heilung*
von Dr. med. Christa Keding-Pütz
148 Seiten, Zeichn., kart.,
ISBN 3-89698-115-3
DM 24,80 ÖS 181,– SFr 24,80

Neue Schmerztherapien – *bei Rheuma, Gelenk- und Rückenschmerzen*
von Manfred A. Ullrich
211 Seiten, Abb., kart.,
ISBN 3-89698-116-1
DM 29,80 ÖS 218,– SFr 27,50

Leben mit gesundem Darm – *Darmstörungen erkennen, vorbeugen und naturheilkundlich behandeln,*
von Paul Mohr
170 Seiten, Zeichn., kart., zweifarbig,
ISBN 3-89698-118-8
DM 24,80 ÖS 181,– SFr 24.80

Eiweißallergie – *Praktischer Ratgeber für ein Leben ohne tierisches Eiweiß – Mit über 150 Rezepten,* von Nora Kircher
134 Seiten, kart., zweifarbig
ISBN 3-89698-119-6
DM 24,80 ÖS 181,– SFr 24,80

Gesund durch Rot- und Weißwein – *Geschichte, medizinische Anwendungen, zahlreiche Rezepte,*
von Alfred Binder
122 Seiten, Fotos, kart.,
ISBN 3-89698-120-X
DM 19,80 ÖS 145,– SFr 19,80

Bioenergietherapie – *Ein ganzheitliches Diagnose- und Behandlungskonzept,*
von Martin Keymer, Dr. med. dent. Norbert O. Schmedtmann, Reinhold D. Will
6. Auflage, 167 Seiten, 11 Zeichnungen, kart.,
ISBN 3-89698-123-4
DM 19,80 ÖS 145,– SFr 19,80

Gesund durch Entsäuerung – *Das Säure-Basen-Gleichgewicht wiederherstellen und erhalten,*
von Harald Hosch
17. Aufl., 140 Seiten, Zeichnungen, kart., zweifarbig, ISBN 3-89698-125-0
DM 19,80 ÖS 145,– SFr 19,80

Klassische Homöopathie – *Heilen nach einem bewährten Naturgesetz,*
von Josef Rau
5. Aufl., 102 Seiten, 1 Foto, kart.,
ISBN 3-89698-129-3
DM 19,80 ÖS 145,– SFr 19,80

Bioresonanztherapie – *Mit körper- und substanzeigenen Schwingungen heilen,*
von Reinhold D. Will
13. Aufl., 146 Seiten, 5 Zeich., kart., zweifarb.
ISBN 3-89698-130-7
DM 19,80 ÖS 145,– SFr 19,80

Milchallergie und Laktoseintoleranz – *Praktischer Ernährungs-Ratgeber mit Einkaufshifen und über 140 Rezepten,*
von Nora Kircher
6. Aufl., 158 Seiten, 22 Zeichn., kart., zweifarb.
ISBN 3-89698-133-1
DM 24,80 ÖS 181,– SFr 24,80

Milchfrei leben – glutenfrei leben – *Ratgeber für Laktoseintoleranz und Zöliakie – Mit über 100 Rezepten,* von Nora Kircher
Empfohlen von der Dt. Zöliakie-Gesellschaft,
9. Aufl., 91 Seiten, kart., zweifarbig
ISBN 3-89698-139-0
DM 19,80 ÖS 145,– SFr 19,80

Dr. Werner Jopp Verlag